“十五”国家重点图书

中国百年百名中医临床家丛书

祝谌予

王道瑞　祝肇刚
薛钜夫　黄河青　编著
祝　勇

中国中医药出版社
·北京·

图书在版编目（CIP）数据

祝谌予 / 王道瑞等编著. -- 北京：中国中医药出版社，2006.10（2025.8 重印）
（中国百年百名中医临床家丛书）
ISBN 978-7-80231-095-7

Ⅰ. ①祝… Ⅱ. ①王… Ⅲ. ①中医学临床—经验—中国—现代 Ⅳ. ① R249.7

中国版本图书馆 CIP 数据核字（2006）第 107385 号

中国中医药出版社出版
北京经济技术开发区科创十三街 31 号院二区 8 号楼
邮政编码 100176
传真 010-64405721
廊坊市佳艺印务有限公司印刷
各地新华书店经销

开本 850×1168 1/32 印张 6.5 字数 150 千字
2006 年 10 月第 1 版 2025 年 8 月第 2 次印刷
书号 ISBN 978-7-80231-095-7

定价 26.00 元
网址 www.cptcm.com

服务热线 010-64405510
购书热线 010-89535836
维权打假 010-64405753

微信服务号 zgzyycbs
微商城网址 https://kdt.im/LIdUGr
官方微博 http://e.weibo.com/cptcm
天猫旗舰店网址 https://zgzyycbs.tmall.com

如有印装质量问题请与本社出版部联系（010-64405510）

出版者的话

祖国医学源远流长。昔岐黄、神农，医之源始；汉仲景、华佗，医之圣也。在祖国医学发展的长河中，临床名家辈出，促进了祖国医学的迅猛发展。中国中医药出版社为贯彻卫生部和国家中医药管理局关于继承发扬祖国医药学，继承不泥古、发扬不离宗的精神，在完成了《明清名医全书大成》出版的基础上，又策划了《中国百年百名中医临床家丛书》，以期反映近现代即20世纪，特别是新中国成立50年来中医药发展的历程。我们邀请卫生部张文康部长做本套丛书的主编，卫生部副部长兼国家中医药管理局局长佘靖同志、国家中医药管理局副局长李振吉同志任副主编，他们都欣然同意，并亲自组织几百名中医药专家进行整理。经过几年的艰苦努力，终于在21世纪初正式问世。

顾名思义，《中国百年百名中医临床家丛书》就是要总结在过去的100年历史中，为中医药事业做出过巨大贡献、受到广大群众爱戴的中医临床工作者的丰富经验，把他们的事业发扬光大，让他们优秀的医疗经验代代相传。百年轮回，世纪更替，今天，我们又一次站在世纪之巅，回顾历史，总结经验，为的是更好地发展，更快地创新，使中医药学这座伟大的宝库永远取之不尽、用之不竭，更好地服务于人类，服务于未来。

本套丛书第一批计划出版140种左右，所选医家均系在中医临床方面取得卓越成就，在全国享有崇高威望且具有较高学术造诣的中医临床大家，包括内、外、妇、儿、骨伤、针灸等各科的代表人物。

本套丛书以每位医家独立成册，每册按医家小传、专病论治、诊余漫话、年谱四部分进行编写。其中，医家小传简要介绍医家的生平及成才之路；专病论治意在以病统论、以论统案、以案统话，即将与某病相关的精彩医论、医案、医话加以系统整理，便于临床学习与借鉴；诊余漫话则系读书体会、札记，也可以是习医心得，等等；年谱部分则反映了名医一生中的重大事件或转折点。

本套丛书有两个特点是值得一提的：其一是文前部分，我们尽最大可能地收集了医家的照片，包括一些珍贵的生活照、诊疗照，以及医家手迹、名家题字等，这些材料具有极高的文献价值，是历史的真实反映；其二，本套丛书始终强调，必须把笔墨的重点放在医家最擅长治疗的病种上面，而且要大篇幅详细介绍，把医家在用药、用方上的特点予以详尽淋漓地展示，务求写出临床真正有效的内容，也就是说，不是医家擅长的病种大可不写，而且要写出“干货”来，不要让人感觉什么都能治，什么都治不好。

有了以上两大特点，我们相信，《中国百年百名中医临床家丛书》会受到广大中医工作者的青睐，更会对中医事业的发展起到巨大的推动作用。同时，通过对百余位中医临床医家经验的总结，也使近百年中医药学的发展历程清晰地展现在人们面前，因此，本套丛书不仅具有较高的临床参考价值和学术价值，同时还具有前所未有的文献价值，这也是我们组织编写这套丛书的初衷所在。

中国中医药出版社

2000年10月28日

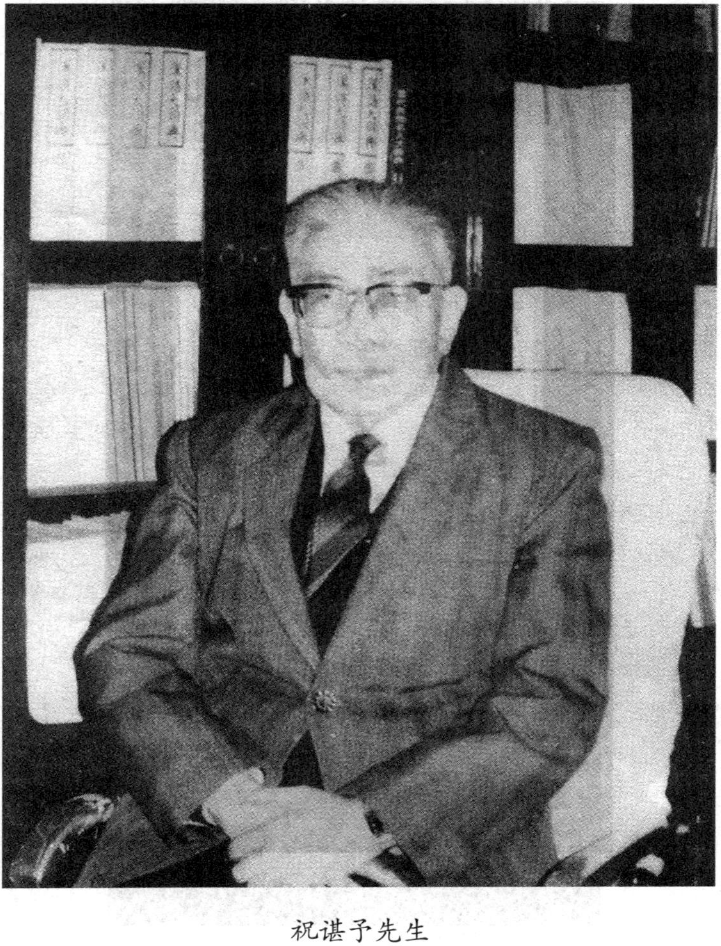

祝谌予先生

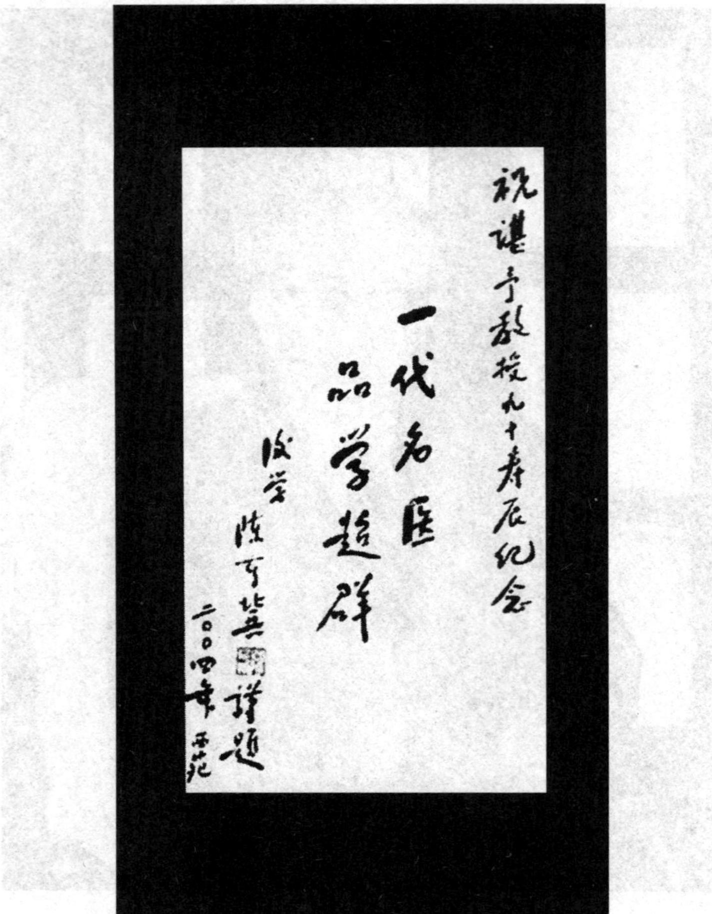

2004 年陈可冀教授为祝谌予先生
九十诞辰纪念题词

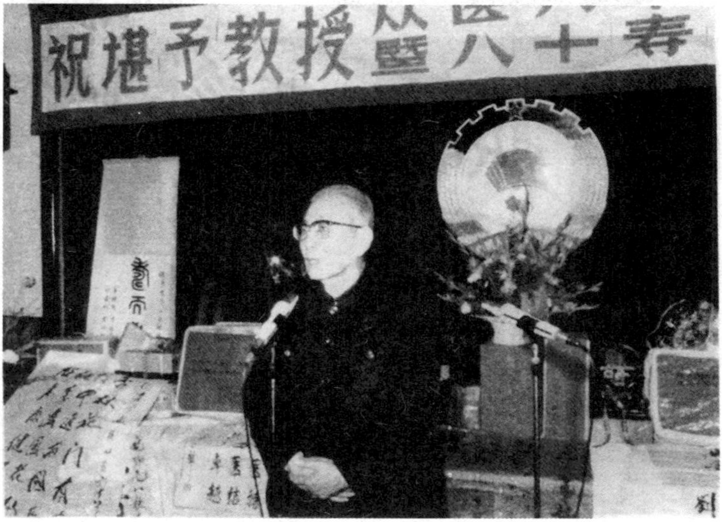

1994 年 11 月召开“祝谌予教授从医六十周年暨八十寿座谈会”，图为祝谌予教授在座谈会上致谢辞

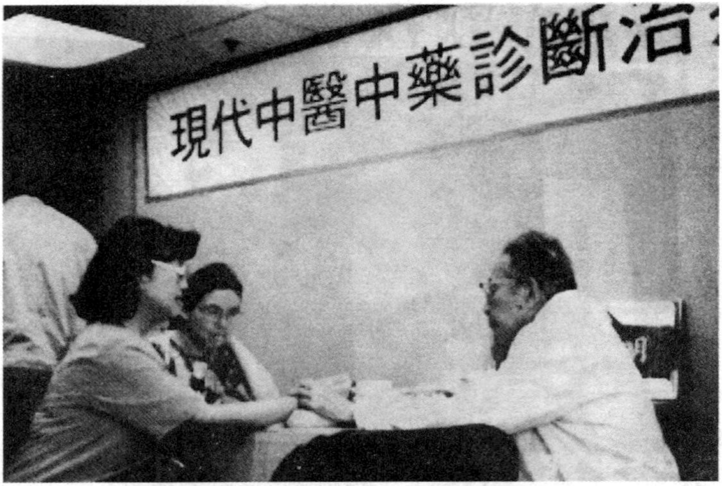

祝老在为患者诊病

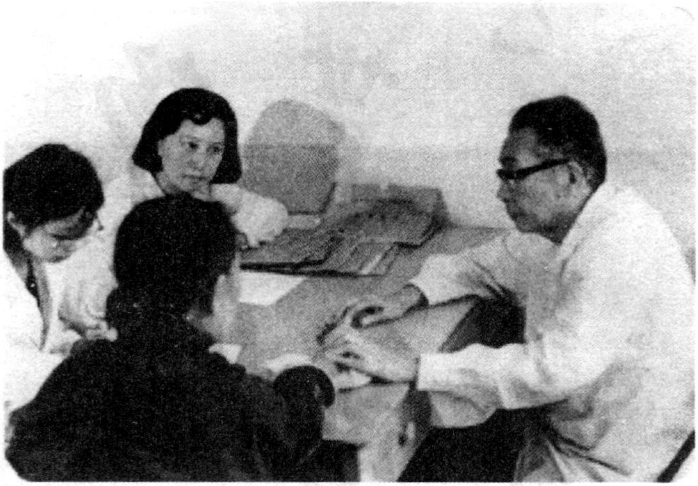

祝老在顺义国医院为患者诊病

发扬祖國醫学
爲世界人民服務

乙亥春日 祝谌予

参形氣以发微
合中西而共治
祝谌予
乙亥秋日
年方八十

编写说明

中华灿烂文化已历五千余载，中医药学乃其悠久文化之一奇葩，其传承衍盛至今历代医药学家为之中流砥柱，若战国之扁鹊、仓公，汉时张机、华佗，两晋之皇甫谧、王叔和，隋唐时巢元方、孙思邈，两宋之钱乙、陈自明、唐慎微，金元时刘（完素）、张（从正）、李（东垣）、朱（震亨）四大家，明代薛已、李时珍、张介宾，清之叶桂、张璐、徐大椿……名医辈出，代不乏人，功垂千古。

数风流人物还看今朝。近百年来中医药学家亦不胜枚举，其学术成就、临床经验亟待整理、总结和弘扬。中国中医药出版社当仁不让承担了这一历史使命，精心组织实施了《中国百年百名中医临床家丛书》这一盛举善事，可谓功德无量。祝谌予教授乃当代著名之中医临床家、中医教育家、中西医结合专家。我们有幸得先生之教诲，颇获所传，有感先生之真谛，乃不揣固陋笔拙，欲将先生数十年临床经验及学术成就予以整理总结，公之于世，以飨同道。

本书主要总结了祝谌予先生临床内科诊疗糖尿病、脾胃病的经验，以及妇科上诊疗痛经、崩漏、不孕症、围绝经期综合征之经验，并整理了部分代表其学术成就和思想的医论医话。先生已驾鹤仙逝有年，兹以之继承师志，服务于民，寄托哀思。然恐挂一漏万，乃谨请师门学长不吝赐诲匡正，不胜感激。

编著者

二〇〇六年六月三十日

目 录

医家小传

祝谌予先生（1914 年 11 月—1999 年 8 月）亦名慎余，汉族，北京市人，中国共产党党员，中国农工民主党党员，是我国著名的中西医结合专家，一代中医泰斗，著名的中医教育家和著名的社会活动家。

其家原系米商，为京中望族。祝氏 19 岁那年，因母罹患重疾，医治艰难，不幸病逝，乃矢志学医。1933 年 9 月中学毕业，拜师于京城四大名医之一——施今墨先生门下。随师四载，焚膏继晷，勤学博采，刻苦攻读《内经》《难经》《伤寒》《金匮》经典以及宋元明清等诸名医大家之学。1937 年“七七事变”后，则随施师徙居天津，并开始行医生涯。祝氏深受施先生革新中医、提倡中西医结合思想影响，乃秉承师训，于 1939 年赴东瀛留学深造，1943 年毕业于日本金泽医科大学医学专门部，从而集中西医学于一身。

祝氏毕业回国后，开诊行医即采中西两法诊疗疾病，探索、尝试中西医结合防治疾病的道路。1947年应交通部八区公路局局长罗英之邀请，举家迁赴边陲昆明，至1956年先后任四区公路局医务室主任、第三施工局医务室主任、工地医院院长等职，一直从事临床医疗工作。

1956年国务院决定筹建北京中医学院，需要既会中医又懂西医之人，周恩来总理亲自用电话和电报敦促有关部门将祝氏调回北京。其回京后，在中医研究院担任全国第一届离职西医学习中医班专职教师，为我国中西医结合工作培养了一批骨干力量。1957年7月出任北京中医学院教务长，与上海、广州、成都中医学院教务长一起制定了一套前所未有的中医教学体系，为系统培养中医专业高级人才打下了基础。并亲临教学第一线，兼任《金匮》教研室主任，主讲、带习言传身教，教学深入浅出，古为今用，有继承、有发展，深受学生的欢迎和尊敬。“文革”后期被借调到中国医学科学院，主持开办了10期西医学习中医班，现有不少学员已成为中西医结合的骨干力量。1975年被调入北京协和医院担任中医科主任、教授，从事中医临床和科研工作，更加深入地探索和实践了中西医结合，为中医事业的发展提供了宝贵的经验。

祝氏一生从事中医临床、教学、科研六十余年，在医疗、教学、科研诸方面均做出了突出的贡献。既是一位医术精湛的临床家，又是中医教育界的一代宗师。

在学术上，他推崇仲景之学，强调辨证论治。曾云：“辨证论治是中医的特色，中医必须坚持辨证论治，并不断提高辨证论治的水平。”临证善用经方、活用经方，已达出神入化之境界；并善于博采众长，尤精东垣、薛己、景岳、张璐之学，倡言脾、肾论治，有“培土兼治四脏”之说和“证情纷繁，治疗棘手，唯有培补脾肾一途”之论。他学贯中西，继承施门学术思想，提倡中西医结合，并为之奋斗一生。他主张辨证与辨病相结合，曾谓：“中西医各有所长，亦各有所短，尽管形成的理论体系、诊断方法和病名不同，但可以通过辨证与辨病相结合之途径统一于患者身上，只有相互佐证和补充，才能提高疗效”。这种思想无论是在临床诊疗上、教学上、科研设计和实施中，还是著书立说皆一以贯之，矢志不移。他治学态度严谨，实事求是，思想开明。其师古而不泥古，崇经而不拘经。学术上敢于创新，善于在继承中求发展、促发展。他曾说：“对待中医遗产，应有批判、有分析地继承，不能循规蹈矩，古人怎样说我们就怎样用，古人没有说我们就不敢用，思想束缚于本本中，中医学术岂不很难继续发展？”因而，他能于教学工作上和临床实践中推陈至新，成绩斐然。

祝氏临证擅长中医内科和妇科，尤对糖尿病、脾胃病及妇人经、带、不孕等论治颇富经验，甚有建树。如对糖尿病之论治，在继承施师经验基础上，进行了新的探索，开创了应用活血化瘀法治疗糖尿病之新途径，现已得到国内同行之公认和证实。又若妇科病，他侧重益气养血和培补脾肾，总结了一套治疗妇科病的有效方药，如艾附四物汤治痛经、芩连四物汤加味治围绝经期综合征、种子金丹治不孕等。临床组方用药，在总结继承施师药对基础上，通过临床实践，总结用药经验，增加药对数十个。同时开创了以现代药理学结合中医理法方药理论组方的尝试，如降糖对药方、清肝降酶汤等。是以其临床疗效卓著，救治了不少疑难怪病，活人无数，医名远播，享誉寰宇。

祝氏在教学上，强调理论联系实践，重视临床实践。在其任北京中医学院教务长期间，他提出中医学院的学生要早临床、多实践，并要求讲授基础理论课之教师也要具有带学生临床见习和实习的能力，教学内容必须符合临床实际需要。他拥护毛泽东主席“中医也要学习生理、解剖、病理”的指示，在办学中认真执行。他多次指出：“我们的目的是培养既能掌握中医理论，又具有一定西医学知识的中医人才。中医学院学生除要学习中医专业课程之外，西医理论也一定要学。”这一办学指导思想和办学理念至今仍在发挥着积极作用。他提倡和支持西医学习中医，多年以来，先后培养了十数期西医学习中医人才。今天无论中医队伍中，还是中西医结合工作者中，不乏师出于祝氏者，不少人已成为医疗、教学、科研战线之主力和栋梁。

祝氏医德高尚，为医一世，心里始终装着人民，一切为患者。1964 年，他作为第四届全国政协列席代表出席会议，并代表医卫组在大会发言。会间，周总理来到祝氏等几位医生面前，语重心长地说：“你们做医生的很辛苦，如果对患者能来者不拒就不错了。”从此，总理“来者不拒”这句话在祝氏心中扎了根，成其座右铭。数十年来，他业余时间在家设“家庭义诊”，就诊者有国家干部、知识分子、工人、农民、军人，一律分文不取，无数次拒绝了患者的礼品、礼金。他还经常到工厂、部队、矿区、农村参加各种形式的义诊，就连出差途中、会议间隙，甚至住院躺在病床上，只要有人求诊，他都“来者不拒”，对患者无私地奉献着一切。他晚年不止一次地说：“我越是年龄老，就越应该分秒必争，在自己的有生之年，不仅要做好医疗工作，还要把多年的临床经验留给后人，造福人民。”的确，他是这样说的，也是这样做的。现北京顺义国医院就是他当年组织医疗下乡，义务为农民看病，经其多年辛勤耕耘而建起来的。祝氏将他毕生之精力奉献给了祖国的医学事业，奉献给了人民。

祝氏一生不仅诊务繁忙，还承担着大量的社会工作，曾先后任中国医学科学院主任委员会委员，中国中西医结合研究会副理事长，中华中医学会理事，第六、第七届全国政协委员，第七、第八届北京市政协副主席，第七、第八届中国农工民主党北京市委员会主任委员。尤其在农工民主党北京市委工作中，本照中国共产党提出的“肝胆相照，荣辱与共”的方针，在落实知识分子政策和提高中医教育水平等方面做了大量工作，扩大了中国农工民主党的影响。在党的统战工作中做到襟怀坦荡，与党同心同德，为党的统战事业做出了突出贡献。

先生尽管终日无暇，但仍不惜疲劳，鼎烛达旦，废寝著述，先后撰有《施今墨临床经验集》《祝选施今墨医案》等书，在国内外医学杂志上发表论文五十余篇。

先生 1991 年荣获国务院颁发的“有特殊贡献证书”并享受全国名老中医政府特殊津贴；1993 年荣获中国医学科学院、协和医院“名医”称号；1994 年荣任中国农工民主党北京市委员会名誉主任委员。

专病论治

糖尿病治疗经验

一、对糖尿病的认识

糖尿病是一种慢性进行性内分泌代谢病，它属于祖国医学消渴病之范畴。祝师对其病因提出如下认识：本病病因除体质因素外，有过食膏腴体肥而致者，如《素问·奇病论》云："此人必数食甘美而多肥也，肥者令人内热，甘者令人中满，故其气上溢，转为消渴"；有嗜酒而致消渴者，如《千金要方》云："凡积久饮酒，未有不成消渴者"；有精神因素引发消渴者，如《河间六书》云："消渴者……耗乱精神，过违其度之所成也"，此乃五志过极，皆从火化，热盛伤阴，致令消渴；亦有房室不节，精虚肾燥，发为消渴者，如《诸病源候论》云："房室过度，致令肾气虚耗，下焦生热，热则肾燥，燥则渴；肾虚又不得传致水液，故随欲小便"。但根据我的临床观察，本病发病因素多是综合的，尤其是嗜酒、喜食膏腴和精神紧张三者综合作用发病较多。

对该病之机理和主要临床表现，祝师认为"不论七情、房劳、厚味、饮酒等因素，其致成消渴病之机理为积热伤阴，阴虚火炎，耗损肺、脾（胃）、肾诸脏。热伤肺阴，则津液干枯，不能敷布，故多饮而烦渴不止，谓之上消；热伤胃，则胃火炽盛而善饥多食，肌肉消瘦，谓之中消；热伤肾阴，则肾阴不足，精气亏虚，固摄无权，精微不藏，多尿而频，或尿如脂膏或发甜，谓之下消。临床上表现为多饮、多食、多尿、消瘦等症状。因此，糖尿病中有三消症状者，才相当于消渴病。本病虽有热在肺、胃、肾之分，推其病理则均为阴虚火盛，其病本则在肾，因肾藏精、主水，为全身阴液之根本"。

二、糖尿病的辨证与治疗

祝师根据自己多年在临床上对糖尿病患者的观察，发现绝大多数患者都有较明显的乏力症状，舌质多是淡暗，亦有部分患者舌红少苔或有瘀点或瘀斑，舌下静脉青紫或怒张。因此，他认为本病之基本病理变化是"气阴两伤""燥热现象是由阴伤导致的"。临床辨证治疗祝师提出五型分治。

（一）气阴两伤

症见多饮、多食、多尿（简称"三多"），全身疲乏无力，消瘦，易患外感，舌质淡暗，多见齿痕。治疗以益气养阴法，用苍术 15 ～ 30g，配元参 15 ～ 30g，生黄芪 30 ～ 60g，配生地 15 ～ 30g，葛根 15g，配丹参 30g，三组对药组成的“降糖基本方”。本方从肺、脾、肾三脏入手，尤以脾肾为重点，着重在先后天两方面滋养培本论治。本着辨证与辨病相结合的原则，临床上在“降糖基本方”中可依症情增加不同药物。若尿糖不降，重用天花粉 30g，或加乌梅 10g；血糖不降，加人参白虎汤（方中人参可用党参代，知母 10g，生石膏重用 30 ～ 60g）；血糖较高且饥饿明显者，加玉竹 10 ～ 15g，生地、熟地各 30g；尿中出现酮体者，加黄芩 10g，黄连 3g，茯苓 15g，白术 10g；皮肤瘙痒者，加白蒺藜、地肤子各 15g，白鲜皮 15g；下身瘙痒者，加黄柏 10g，知母 10g，苦参 15 ～ 20g，或以荆芥穗 15g，川椒 10g，苦参 15 ～ 30g，篇蓄 15g 为洗药；失眠者，加何首乌 10g，女贞子 10g，白蒺藜 10g，酸枣仁 15g；心悸者，加石菖蒲 10g，远志 10g，生龙骨 30g，生牡蛎 30g，或用生脉散；大便溏薄者，改生地为熟地，加莲子肉 10g，芡实 10g，薏苡仁 10g，诃子肉 10g；自觉燥热殊甚，而伴腰痛者，加肉桂 3g 以引火归原；腰痛，下肢痿软无力者，加桑寄生 20 ～ 30g，狗脊 15 ～ 30g，千年健 10g；下肢麻木者，加豨莶草 10g，鸡血藤 15 ～ 30g，川牛膝 15g。

病案举例

例 1. 患者，女，38 岁，1981 年 3 月 28 日初诊。

出现消瘦、口渴思饮一年余，诊为糖尿病两月余，空腹血糖 13.8mmol/L、尿糖（++++），每日控制饮食五两，服用优降糖 2.5mg/ 次，每日 3 次。现空腹血糖 20mmol/L，尿糖（+++），口干思饮，日饮水约两暖瓶，五心烦热，乏力，气短，自汗，多尿，每日十余次，舌质淡红，边有齿痕，苔薄白，脉沉细。

辨证：气阴两伤。

治法：益气养阴。

处方：生黄芪 30g，山药 10g，苍术 10g，玄参 20g，生地、熟地各 15g，丹参 30g，葛根 15g，党参 10g，麦门冬 10g，五味子 10g，茯苓 15g，生牡蛎 30g。

优降糖继续服用。服药 50 剂后空腹血糖为 8.3mmol/L，24 小时尿糖微量，乏力、气短、自汗症状好转。守方继服 50 剂，优降糖改为每日 5mg，复查空腹血糖 6.4mmol/L，24 小时尿糖（–），诸症基本消除。又守方配丸剂巩固疗效，优降糖改为每日 2.5mg。

【按】患者临床明显呈气阴两虚证，涉及肺、脾、肾三脏之不足。祝师以“降糖基本方”合生脉散加山药、茯苓、牡蛎三药治之，既补益脾肺之气虚，又填肾精之不足，且固表涩肾、止渴缩尿，是以效若桴鼓，病痛显除。

例 2. 患者，女，52 岁，1987 年 5 月 23 日初诊。

患者 5 年前出现口渴，饮水多，多食，有饥饿感，头晕乏力，腰膝酸痛，四肢麻木，视物不清，睡眠差，多梦，血压高，患有白内障。实验室检查：尿糖（+++），空腹血糖 10.5mmol/L，肝功能正常，胆固醇 6.5mmol/L，甘油三酯 2.5mmol/L，心电图正常。西医诊断为非胰岛素依赖型糖尿病。舌质淡红，苔白腻，脉弦细。

辨证：气阴两伤。

治法：养阴益气，清肝明目。

处方：生黄芪 30g，玄参 30g，生地 30g，苍术 10g，葛根 15g，丹参 30g，党参 10g，麦门冬 10g，五味子 10g，谷精草 10g，菊花 10g，草决明 30g。

配服降糖灵，每次 25mg，每日 3 次。

服药2周后，就诊见其精神转佳，口渴减轻，食纳减少，尿糖（++）。继续守方治疗1个月后，“三多”症状消失，复查空腹血糖8.9mmol/L，尿糖（+）或（±）：又守方继服2个月，复查空腹血糖为6.1mmol/L，尿糖（–），胆固醇5.2mmol/L，甘油三酯1.6mmol/L。

【按】本例虽辨证属于气阴两伤，但其年过七七，下元肝肾精血已衰，水不涵木，肝阳风动，故现头晕、肢麻、血压升高、二目昏花等症。祝师圆机活法，随证施治，于“降糖基本方”中佐以清热平肝之谷精草、菊花、草决明等药，获效尤著。

例3. 患者，男，67岁，1978年9月14日初诊。

患者于1968年患糖尿病，症见多饮、多食、多尿，查空腹血糖在11.1mmol/L以上，尿糖（++++）。服用D860、优降糖、降糖灵等，食量控制在六两左右，病情基本控制，时有反复。1976年并发冠心病，4个月以前查空腹血糖16.1mmol/L，而加用胰岛素32U/d。近日“三多”症明显，食在五两。面部发麻，浑身乏力，口腔溃疡，大便干燥，舌红暗，脉沉细。

辨证：气阴两伤，血脉瘀阻。

治法：补益气阴，活血通络。

处方：生黄芪30g，山药15g，苍术15g，玄参30g，葛根30g，丹参30g，茜草15g，川芎10g，当归10g，赤芍15g，益母草30g，广木香10g，天花粉30g。

每日1剂，水煎服。同时继续皮下注射胰岛素32U/d，优降糖7～5mg/d，降糖灵75mg/d口服。治疗3个月，服药100余剂，症状基本消失，病情稳定，复查空腹血糖正常，24小时尿糖定量（–）。胰岛素用量逐渐减至8U/d。

1979年1月因病情反复，胰岛素增至20U/d，但在守方服药6个月后，胰岛素逐渐停用。复查空腹血糖6.7mmol/L，24小时尿糖定量（–），遂将汤剂改制丸剂常服，以巩固疗效。

【按】患者年过花甲，病消渴十余年，且并发冠心病，冠心病主要临床表现为血脉瘀阻不畅之证候。其体既已下元精虚，气阴两伤，又现血脉瘀阻。故祝师于“降糖基本方”加活血行气药等施治而获显效。“久病入络”，患者患糖尿病病久，不仅心脉痹阻而发冠心病，全身血络亦会瘀而不畅，故面部发麻，舌质红暗，治加川芎、当归、益母草、赤芍、茜草、木香诸药，不仅通心脉且可疗全身血络之不畅。

（二）阴虚火旺

症见咽干口苦，渴思冷饮，口舌生疮，五心烦热，头痛目眩，潮热盗汗，腰膝酸软，耳鸣耳聋，目睛干涩，视物模糊，心悸怔忡，失眠多梦，舌红少苔，脉细数或弦数。治疗以滋阴降火法，用一贯煎（沙参15g，麦门冬10g，当归10g，生地30g，枸杞子10g，川楝子10g）加黄芩10g，黄连10g。若兼气虚者，用降糖生脉方（生黄芪30g，生地、熟地各15g，沙参15g，麦门冬10g，五味子10g，生山楂15g，天花粉20g）加黄芩10g、黄连10g等治之。

病案举例

例1. 患者，男，55岁，1981年1月20日初诊。

患者1980年被确诊为糖尿病，空腹血糖17.5mmol/L，尿糖（++++），酮体（+），多饮、多食、多尿、消瘦（简称“三多一少”）明显，先后用胰岛素、口服降糖药治疗，血糖控制在8.3mmol/L左右。近三个月来因恶心不思食，自行停服优降糖，现口苦口干，口舌生疮，心慌急躁，五心烦热，皮肤瘙痒，腰酸，尿有余沥，大便干，日一行，舌红少苔，脉沉细数。

辨证：阴虚火旺。

治法：滋阴泻火。

处方：生地、熟地各30g，沙参10g，枸杞子10g，麦门冬10g，当归10g，川楝子10g，丹参30g，葛根15g，柴胡10g，龙胆草6g，蒲公英30g，升麻5g，生蒲黄10g。

上方加减治疗3个月，空腹血糖控制在5.9～6.1mmol/L，诸症消失。后原方配丸药以巩固疗效。

【按】本案阴虚火旺证尤显，肝肾阴虚而心肝火旺。祝师以一贯煎加降糖对药丹参、葛根和泻火解毒之药龙胆草、蒲公英、升麻等治之，用柴胡、升麻以"火郁发之"。此阴虚之火，重在滋补肾水，故重用生地、熟地；其次清泻之，龙胆草、蒲公英是也；再者即散之，柴胡、升麻、葛根皆属之。方用生蒲黄者，祝师谓其凉血消瘀，善疗口舌疮疡，于此与生地、丹参相伍，滋肾水，清心凉血，并有媾通水火之效。

例2. 患者，女，60岁，1993年10月20日初诊。

患者患糖尿病已4年，患高血压病近17年，现服优降糖3片/日、消渴丸30粒/日和降压药。现症口干口苦，二目昏花，左侧头痛，眩晕耳鸣，五心烦热，腰腿酸痛，周身乏力，时心悸、汗出，但不多饮、多食、多尿、夜尿1次，大便偏干，日一行，空腹血糖14.9mmol/L，尿糖（+++），血压180/100mmHg，舌质偏红苔少，脉沉弦细。

辨证：阴虚阳亢，兼伴气虚。

治法：滋阴清热，益气平肝。

处方：生黄芪30g，生地、熟地各10g，北沙参15g，麦门冬 10g，五味子 10g，天花粉 20g，生山楂 15g，黄芩 10g，黄连 5g，菊花 10g，夏枯草 15g，桑寄生 20g，钩藤 15g。

服 14 剂。于 11 月 3 日复诊，心悸、汗出减，口干苦、五心烦热、头晕、乏力等均好转，但手足肢节时发疼痛，右手指时有麻木感，尿糖（++），血压 150/100mmHg，舌偏红苔薄白，脉弦细。

处方：前方去黄连，加鸡血藤 30g，枸杞子 10g。并嘱停服消渴丸，但服优降糖，2 片 / 日。

上方连服 28 剂后，空腹血糖为 10.9mmol/L，血压 150/94mmHg，诸症皆明显好转，守方又服 30 剂，空腹血糖 9.1mmol/L，尿糖（+），血压 150/90mmHg，嘱服优降糖 1 片 / 日。且将前方配丸药坚持治疗，以巩固疗效。

【按】本例阴虚火旺，肝肾阴虚，肝阳上亢，并兼气虚。祝师取降糖生脉方加黄芩、黄连、菊花、夏枯草、桑寄生、钩藤施治。其不仅滋阴泻火，且益气平肝；既能使肝肾之阴得补，水蓄木柔而不亢，又令肾水上济，心火下折而不炎。标本同治，重在治本。

（三）燥热入血

症见“三多”及燥热、身痒、鼻衄，皮肤发斑，牙龈肿痛，或疖肿频生，女子月经提前，量多色红，舌质红绛，苔干黄，脉数。治疗以清热养血，兼以益气养阴，方用温清饮加味（黄芩 10g，黄连 10g，赤芍、白芍各 10g，栀子 5 ～ 10g，黄柏 10g，当归 10g，生地、熟地各 15g，川芎 10g，黄芪 30g，苍术 15g，玄参 30g，葛根 15g，丹参 30g）。若疖肿化脓甚者，可酌加金银花 15g，连翘 10g，蒲公英 20 ～ 30g，紫花地丁 15g。

病案举例

例 1. 患者，女，48 岁。

患糖尿病已 2 年，多食善饥，多饮，多尿，倦怠乏力，日益消瘦，血糖高达 18.2mmol/L，尿糖（++++），尿中偶有酮体出现，曾服西药 D860、降糖灵和胰岛素治疗，病情好转。近两个月来病情反复，上述症状又现，乏力寐差，腰背酸痛，咳痰黄稠，今查尿糖（++++），酮体（+），舌质淡暗，苔薄干，脉弦数。

辨证：燥热伤阴，气阴两伤。

治法：清热解毒，养阴益气。

处方：黄芩 15g，尾连 15g，黄柏 15g，龙胆草 15g，当归 15g，赤芍 15g，川芎 15g，生地 25g，苍术 25g，玄参 40g，生黄芪 25g，山药 20g，补骨脂 15g，茯苓 20g，生牡蛎 50g，鱼腥草 50g。

连服 14 剂，尿糖为（++++），酮体（-），已不咳痰，口干欲多饮略轻，舌质淡暗，苔薄白稍腻，脉弦，舌下静脉曲张。燥热之势已退，但有血瘀之候，乃以益气养阴法之“降糖基本方”加味治之。

处方：生黄芪 25g，山药 25g，苍术 25g，玄参 40g，生地、熟地各 25g，党参 15g，五味子 15g，麦门冬 15g，茯苓 25g，补骨脂 15g，玉竹 15g，葛根 15g，丹参 25g。

上方共服 76 剂，诸证大减，“三多”症状逐渐消失，腰痛减轻，唯汗多、寐差。近日因感冒，鼻塞流涕发黄，口干喜饮，饮水稍多，查空腹血糖为 7.5mmol/L，餐后 2 小时血糖为 11.1mmol/L，尿糖（-），餐后 2 小时尿糖微量，舌质淡暗，苔薄白，脉弦。此乃病趋康复，兼受风热新感。先以疏风清热剂解表，同时配制疗糖尿病之丸药，感冒愈后服丸药，以巩固疗效。丸药方：生黄芪150g，玄参、茯苓、葛根、天花粉各100g，党参、苍术、麦门冬、五味子、生地、熟地、五倍子、川断、玉竹、补骨脂各50g，山药500g。打糊为丸如梧桐子大，每顿饭后服15g。

【按】本例糖尿病患者阴伤化燥，热毒入血，并兼气虚。祝师以温清饮化裁，以黄芩、黄连、黄柏、龙胆草清热解毒；当归、赤芍、生地、川芎凉血和血；重用玄参配生地滋阴清热且凉血。如此则先清热解毒、养阴凉血以抑燥热入血伤阴之势。佐之黄芪、山药、苍术、茯苓以益气补脾运脾生津液；伍之牡蛎、补骨脂，既敛阴固肾，又于清热滋阴药中以杜损阳之弊也。是以投之十余剂，而酮体消失，燥热之势迅退。后施以“降糖基本方”合生脉散加味而收功。

例2. 患者，女，44岁，1998年8月16日初诊。

患糖尿病半年多，口苦干，口腔溃疡，口臭，月经先期7天左右，色红量多，腰酸痛，大便两日一行，不干，白带色黄黏稠，心烦寐差，不多汗，饮水不甚。口服优降糖2片/日，空腹血糖10.5mmol/L，尿糖（++）。舌红赤，苔少黄干，脉弦细数。

辨证：燥热伤阴，血分热盛。

治法：清热解毒，滋阴凉血

处方：黄连5g，黄芩10g，蒲公英20g，连翘15g，金银花10g，赤芍、白芍各10g，生地20g，牡丹皮10g，丹参30g，苍术15g，玄参30g，葛根15g，生黄芪30g，麦门冬10g，五味子10g，川断15g。

连服14剂，口苦干、口疮、心烦、腰酸痛等均改善，白带亦不多，转白色，空腹血糖7.9mmol/L，尿糖（+），舌偏红，苔薄白，脉弦细数。效不更方，前方去牡丹皮加沙参15g，又进14剂。

1998年9月15日三诊。自诉口疮已愈，睡眠好转，但梦多，空腹血糖7.4mmol/L，尿糖（－），舌淡红，脉弦细。嘱服优降糖改1片/日，守上方又服20剂。

1998年10月6日四诊。空腹血糖6.5mmol/L，尿糖（－），月经期准，量一般，足跟痛，舌淡红，苔薄白，脉细弦。为巩固疗效，配丸药服用。处方：生黄芪100g，生地100g，丹参100g，苍术50g，玄参90g，葛根50g，麦门冬30g，五味子30g，连翘50g，金银花30g，蒲公英60g，板蓝根50g，川断60g，鸡血藤90g，桔梗30g。

【按】此例患者燥热入血，迫血妄行，故月事提前量多色红。《内经》云："诸痛痒疮，皆属于心。"舌为心之苗，口舌生疮，心火热毒盛也。故祝师以温清饮化裁，取黄芩、黄连、蒲公英、金银花、连翘清（心）热解毒以疗疮；取生地、丹参、赤芍、白芍、牡丹皮凉血滋阴和血以安阴血之妄动。如此毒热解、血和静。再配"降糖基本方"以扶脾肾气阴两伤之本。是以施治层次分明，丝丝入扣、月余即获良效。

（四）气虚血瘀

症见"三多"，乏力、动则汗出，面有瘀斑，肢体刺痛，痛处不移，肢体麻木，半身不遂，心前区痛，月经血块多，舌质紫暗，或有瘀斑，舌下静脉青紫或怒张，脉细涩或弦细。治疗以益气活血养阴法，用补阳还五汤（当归10g，赤芍15g，川芎10g，桃仁10g，红花10g，地龙10g，黄芪30g）加减治气虚而血瘀为主者；血府逐瘀汤（桃红10g，红花10g，当归10g，赤芍15g，川芎10g，生地15g，柴胡

10g，桔梗10g，枳壳10g，牛膝10～15g，甘草一般不用）加减治气滞血瘀为主者。若长期使用胰岛素而出现血瘀征象者，用调气活血方（广木香10g，当归10g，赤芍、白芍各10g，益母草20～30g，川芎10g）为主治之。

病案举例

例1. 患者，女，34岁，1992年5月4日初诊。

患者于1991年8月因多饮、多尿、血糖增高而被医院确诊为糖尿病（胰岛素依赖型），用胰岛素注射治疗，1个月后症状得到控制。现每日胰岛素总量用26U，空腹血糖8.7mmol/L，餐后2h血糖为10.8mmol/L，尿糖（-），症见燥热汗出，乏力，左手麻木，“三多”症状不明显，月经错后1周，经量少，舌质红，苔薄白，脉沉弦数。

辨证：瘀血阻络，气阴两虚。

治法：活血化瘀，益气养阴。

处方：广木香10g，当归10g，赤芍15g，益母草30g，川芎10g，鸡血藤30g，枸杞子10g，丹参30g，葛根15g，生黄芪30g，生地30g，苍术15g，玄参30g，黄芩10g，黄连6g。

每日1剂。服用2个月，患者体力明显恢复，诸症均减，查空腹血糖为7.5mmol/L，餐后2小时血糖9.0mmol/L，胰岛素用量同前。守上方去黄芩、黄连加桑寄生配制水丸，每服10g，日3次。经治1年，诸证消失，月经按时而至，空腹血糖7.5mmol/L，胰岛素减量为每日10U，病情稳定。

【按】祝师曾云：“自古以来，在消渴病或糖尿病之文献中从未发现用活血化瘀法来治疗糖尿病者。我在临床中发现糖尿病合并有血管病变（如冠心病、脑血管意外后遗症、高血压、动脉硬化、脉管炎等）者并不少见，我治疗这类病皆用活血化瘀法。实践证明，这种治法可以使部分患者胰岛素用量逐渐减少，甚至停用。”是案果如师言。

例 2. 患者，女，24 岁，1994 年 5 月 30 日初诊。

患者 10 年前因乏力伴“三多”症状，血糖增高，被某医院确诊为糖尿病（胰岛素依赖型），一直用胰岛素治疗。2 月份以来发现视物模糊，视力明显下降，入院查眼底出血，诊为双眼糖尿病性视网膜病变Ⅵ期（视网膜剥离），视力左眼 0.2，右眼 0.08，拟行激光治疗。目前胰岛素用量每日为 64U，空腹血糖 9.4mmol/L。现乏力多饮，燥热汗出，下肢发凉，伴凹性水肿，视物不清，月经 2 个月未至，舌边红，苔黄腻，脉弦滑。

辨证：气阴两虚，瘀血内阻。

治法：益气养阴，活血化瘀，明目调经。

处方：广木香 10g，当归 10g，益母草 30g，赤芍、白芍各 10g，川芎 10g，葛根 15g，丹参 30g，黄连 5g，鸡血藤 30g，桂枝 10g，生黄芪 30g，生地 15g，苍术 15g，玄参 30g。每日 1 剂。

上方随证加入白茅根、大蓟、枸杞子等药服用 2 个月，同时在眼科行激光治疗，乏力、汗出、燥热、下肢发凉浮肿等症均减，月经按时而至，空腹血糖 7.5 ～ 8.8mmol/L，视力左眼 0.1，右眼 0.09，胰岛素每日用量减为 58U。现舌红，脉弦滑，仍依原法用上方加减。

处方：当归 10g，川芎 10g，生地、熟地各 10g，赤芍 10g，桃仁 10g，红花 10g，益母草 30g，葛根 15g，生黄芪 30g，玄参 30g，苍术 15g，丹参 30g，枸杞子 10g，桑寄生 20g，鸡血藤 30g。每日 1 剂。

上方连服3月余，诸症消失，视力左眼0.9，右眼仅见手动，空腹血糖8.7mmol/L，尿糖（–），胰岛素用量每日50U，继续坚持上方治疗。

【按】患者罹病颇久，长期应用胰岛素治疗，其气阴两伤而致燥热于内，血滞成瘀，脉络瘀阻于上为目视模糊，于下为月事愆期。俗谓“瘀血不除，新血不生”，故易发因瘀而出血之症。是以祝师巧施活血化瘀法，初诊将清热滋阴活血与益气助阳行水相结合，妙不可言。后则病情稳定，坚持益气养阴、活血化瘀，疗效有加。

（五）阴阳两虚

症见多饮多尿，小便频数，尤以夜尿为甚，大便稀薄，腰酸冷痛，膝软无力，全身疲倦，畏寒汗出，男性可见阳痿、早泄，舌淡胖，脉沉细弱或结代。治疗以阴阳并补法（滋阴益阳），用八味地黄丸（炮附子5～10g，肉桂3～5g，熟地15g，山萸肉10g，山药10g，牡丹皮10g，茯苓10～20g，泽泻10g）加生黄芪30g，葛根15g，丹参30g，苍术15g，巴戟天10g，仙灵脾10g，补骨脂10g等药化裁。

病案举例

例1. 患者，男，52岁，1982年5月5日初诊。

患糖尿病二十余年，长期口服降糖药治疗，病初空腹血糖14.2mmol/L，尿糖（++++），未出现过酮体。现空腹血糖10.0mmol/L，服降糖灵3片/日，饮食控制在300g/d，口干思饮，有饥饿感，每日饮水约2500mL，日尿量亦约2500mL，夜尿达三四次，腰背酸痛，足跟痛，手足欠温，心中烦热，阳痿，大便不成形，每日1次，舌淡胖，苔薄白，脉沉细滑。

辨证：阴阳两虚。

治法：补阴益阳。

处方：桂枝10g，制附子5g，生地、熟地各15g，山药10g，山萸肉10g，牡丹皮10g，茯苓15g，泽泻10g，丹参30g，葛根15g，生白果10g。

每日1剂。西药继续服用。服用40剂后查空腹血糖为8.3mmol/L，24小时尿糖11g，腰痛肢冷减轻。守前方加减继续治疗，又服40剂，查空腹血糖6.7mmol/L，尿频、夜尿多、腰膝无力怕冷等症基本消除，唯阳痿不见好转。于前方中加仙灵脾10g，阳起石30g，仙茅10g，以温壮肾阳。降糖灵改服1片/日，继续治疗1年，病情稳定。

【按】患者年过半百，糖尿病二十余载，阴损及阳，以致阴阳两虚。祝师以八味地黄丸加味治疗，正所谓“善补阳者，必于阴中求阳，则阳得阴助而生化无穷”。是方阴阳两补，正合病机。加丹参、葛根者意在生津养血、降糖活血，并助桂枝、附子之升阳；配白果者，以其涩敛缩尿，标本兼治也（祝师亦善将之与枳壳相伍，散收并用，治遗尿颇佳）。

例2. 患者，男，20岁，1981年1月22日初诊。

患多饮、多食、多尿、消瘦一年多。3个月前因头晕而来我院急诊，查血糖39.2mmol/L，尿糖（++++），酮体强（+），诊断为糖尿病，用胰岛素治疗，每日60U，但病情未能控制，酮体经常出现，身体极度虚弱，于是就诊于中医。现症善饥，口微渴，每日饮水1500ml左右，乏力，气短，自汗，肢冷，唇暗，舌紫，苔白微腻。

辨证：阴阳两虚，血脉瘀滞。

治法：阴阳并补，活血化瘀。

处方：桂枝20g，制附子10g，茯苓30g，牡丹皮20g，泽泻10g，山药10g，生地、熟地各30g，五味子10g，桑寄生30g，鸡血藤30g，丹参30g，葛根15g，仙灵脾12g，菟丝子30g，枸杞子10g，菊花10g。

每日1剂，胰岛素仍按原量治疗。服药14剂后，四肢转温，舌紫唇暗亦减轻，24小时尿糖24g，酮体（–）。上方加水蛭15g、五加皮15g以加强活血化瘀之力，继续服用14剂后，查24小时尿糖为微量。坚持治疗一年多，乃渐停胰岛素，余症皆除，现已参加工作。

【按】是案弱冠年华，而遭笃疾，几于夭横，幸遇祝师，从先天阴阳入手，以八味肾气丸而振复生机，中医所谓“阳来则生，阳去则死”。故方中重用桂枝以助阳化气，同附子而共奏火升阳旺之效；桂枝与牡丹皮、丹参、鸡血藤等活血行瘀药相伍，又增行瘀通脉之力，振心阳而鼓脉也。阴阳得补，心肾交泰，是以病霾日散，康复在望。

三、糖尿病并发症的辨证与治疗

临床上很多糖尿病患者往往兼见不同的并发症，当治疗一个阶段，血糖、尿糖达到相对稳定后，并发症就转为疾病的主要矛盾，并发症有冠心病、神经炎、视网膜病变、肾病、脑血管病等，给患者带来极大痛苦。祝师对糖尿病并发症亦深有研究，在广泛的临床实践中积累了丰富的经验，兹分述如下。

（一）糖尿病并发心血管病

一般多见于合并冠心病，症见胸闷气短，心痛频发或心痛彻背者。治以益气养阴、活血通脉法，用“降糖基本方”加冠心Ⅱ方（川芎10g，赤芍15g，红花10g，丹参15～30g），或加石菖蒲10g，郁金10g，羌活10g，菊花

10～15g治之。若症见心慌气短，不耐劳累，脉律不齐，脉结代或数或迟者，治用降糖生脉方加减。合并高血压者亦不少见，施以益气养阴、平肝降压法，常用“降糖基本方”或降糖生脉方酌加牛膝10～15g，桑寄生20～30g，夏枯草15～30g，草决明15～30g，菊花10～15g，槐花10g，灵磁石30～60g，珍珠母30g等。还可用杞菊地黄汤（枸杞子10g，菊花10～15g，熟地黄15g，山萸肉10g，山药10g，牡丹皮10g，茯苓10～20g，泽泻10g）与“降糖基本方”治之。

病案举例

例1. 患者，男，55岁，1994年4月29日初诊。

患者平素善酒，高血压病史已20年，冠心病病史已6年，3年前因“三多”症伴乏力、消瘦、血糖增高确诊为糖尿病，口服优降糖、降糖灵等药病情控制不佳，查空腹血糖12.8mmol/L，血压180/120mmHg，口服优降糖10mg/d。现胸闷憋气，劳累即感心前区不适，乏力，口干苦，易饥饿，下肢发凉，夜尿频，大便干燥，舌质淡暗，脉沉弦。

辨证：气阴两虚，心脉瘀阻，肝阳上亢。

治法：益气养阴，活血通脉，平肝降压。

处方：生黄芪30g，生地、熟地各15g，北沙参15g，麦门冬10g，五味子10g，生山楂15g，天花粉20g，丹参30g，葛根15g，玄参30g，苍术15g，川断15g，枸杞子10g，桑寄生20g，鸡血藤30g，牛膝10g。

每日1剂，连服六十余剂，诸症悉轻，空腹血糖降为10.4mmol/L，血压180/105mmHg，优降糖降为5mg/d，又服2个月，诸症告愈，空腹血糖为6.2mmol/L，血压

165/105mmHg，乃守上方配服丸药，坚持治疗以巩固疗效。1994 年 10 月随诊查空腹血糖 6.0mmol/L，病情稳定。

【按】患者年近七八，但多病缠身，高血压、冠心病、糖尿病悉具之。祝师从中医理法看出三病之共同本质，肾水不足、水不涵木、气精亏虚。《内经》云："治病必求其本"，师乃以降糖生脉方滋肾水、益气精，加桑寄生、牛膝、鸡血藤等平肝、强肝肾、通血脉，标本兼治而获显效。

例 2. 患者，62 岁，1993 年 5 月 10 日初诊。

患者 3 年前突发心慌、心律不齐，某医院检查诊断为心房纤颤，经治疗后纠正，但经常心慌气短，劳累后出现心律不齐。1992 年 11 月自感乏力，口干思饮，尿频量多，查血、尿糖检查均增高，诊为糖尿病。予优降糖 2.5mg/ 次，每日 3 次治疗，"三多"症状有好转，但乏力未见明显改善，空腹血糖在 11.1mmol/L 左右。现乏力神疲，不耐劳累，心慌燥热，时有心律不齐，腰膝酸软，下肢酸沉疼痛怕冷，口干饮水不多，视物模糊，夜尿频多。今查空腹血糖 13.9mmol/L，尿糖 150mg/dl，舌淡红，脉弦细。

辨证：气阴两虚，心血不足，肝肾亏损。

治法：益气养阴，强心复脉，滋补肝肾。

处方：生黄芪 30g，生地、熟地各 15g，北沙参 15g，麦门冬 10g，五味子 10g，天花粉 20g，生山楂 15g，枸杞子 10g，桑寄生 20g，鸡血藤 30g，威灵仙 15g，羌活、独活各 10g。

连服 20 剂，于 5 月 31 日复诊，自诉乏力好转，下肢疼痛消失，仍有口干、心慌燥热，查空腹血糖 10.6mmol/L，尿糖微量，舌淡暗，脉沉弦。守上方去枸杞子、威灵仙、羌活、独活，加黄芩 10g，黄连 5g，丹参 30g，葛根 15g，川断 15g，狗脊 15g，千年健 15g。

连服 1 个月，于 7 月 5 日再诊，述其下肢有力，心慌燥热已除，仍觉视物模糊，查空腹血糖降为 9.4mmol/L，守上方加白蒺藜 10g 继服。

连服两个多月，于 9 月 20 日来诊，喜告诸症皆减，查空腹血糖为 7.5mmol/L，尿糖（–），乃将原方配成水丸如梧桐子大，每服 10g，每日 3 次，以巩固疗效。

【按】是例先患有心脏病，后又患糖尿病，两病并发，其病机涉及心、脾、肝、肾四脏，心血不足，脾虚气弱，肝肾阴虚，故祝师取降糖生脉方加减治之。一加枸杞子、桑寄生、鸡血藤、威灵仙、羌活、独活者，意在益肝肾，强筋骨，通络祛风，散寒止痛，疗腰膝酸软、下肢冷痛沉重；一加黄芩、黄连、丹参、葛根、川断、狗脊、千年健、白蒺藜者，意在折心火，益肾壮骨，养血生津明目，治疗心慌燥热、降血糖、视物模糊等。

（二）糖尿病并发脑血管病

糖尿病合并脑血管病者，临床亦不少见。其既有因糖尿病而致脑血管病者，又有先病脑血管病而后又患糖尿病者。从治疗而言，勿论之先后，皆宜两者同治。祝师认为合并有脑血管病变后遗症而见半身不遂、口眼歪斜，属于气虚血瘀者，宜气阴两补，兼以化瘀通络，治用“降糖基本方”合补阳还五汤加减；若伴血压偏高者，治用“降糖基本方”合血府逐瘀汤加灵磁石 30g：兼伴神志不清者，方中酌加石菖蒲、远志以通心窍；肢体麻木偏上肢者加用桑枝、片姜黄，偏下肢者加桑寄生、鸡血藤；语言謇涩者加生蒲黄、白术、石菖蒲；口眼歪斜者加全蝎、白僵蚕；痰涎壅盛者加胆南星、半夏、橘红；腰膝无力者加千年健、桑寄生、狗脊等以强筋壮骨。

病案举例

例1. 患者，女，70岁，1994年6月10日初诊。

患者于1993年3月因右侧肢体突发不遂而住某医院，确诊为脑梗死，同时发现血、尿糖均增高，诊断为糖尿病（非胰岛素依赖型）。予抗凝、扩血管及口服降糖药治疗1个月，病情好转出院。一年来，空腹血糖波动在7.2～8.0mmol/L之间，口服优降糖和降糖灵各1片，每日2次。但身体右侧偏瘫恢复不佳，致生活不能自理。现右手足均肿胀、麻木、无力、活动不遂，口干苦，语言不清，胸闷心慌，纳食不甘，大便干溏不一，双足发凉不温，时常小腿抽筋，舌质红，苔白厚腻，脉弦滑。

辨证：气阴两伤，血瘀脉络。

治法：益气养阴，活血通络。

处方：生黄芪30g，苍术15g，玄参30g，生地、熟地各10g，丹参30g，葛根15g，当归10g，川芎10g，赤芍15g，桃仁10g，红花10g，地龙10g，豨莶草20g，鸡血藤30g，桑寄生20g，桂枝10g，黄连5g。

每日1剂。服上药1个月，右手足肿胀消失，麻木减轻，右下肢较前有力，但肢端仍发凉，心慌汗出，大便偏溏，空腹血糖8.0mmol/L，尿糖（–），舌脉同前。守上方去黄连、桂枝、桑寄生，加白术10g，生薏苡仁30g，生山楂15g，三棱10g，莪术10g，服用两月余。于1994年9月9日复诊，言其右手足已无肿胀及麻木，且肢端皮温正常，查空腹血糖7.0mmol/L，舌质红，脉细弦。又以上方继服两月余，右侧肢体肌力增加，可下床扶床边行走，语言清晰，查空腹血糖为 6.0mmol/L，尿糖（－），收效甚佳。

【按】本案糖尿病合并脑梗死甚为典型，诚如祝师所云，为气阴两虚而兼血脉瘀阻。治之降糖基本方合补阳还五汤加豨莶草、鸡血藤、桑寄生、桂枝、黄连为首治，以补益气阴、通络化瘀为主。佐以清上温下，媾通心肾，强筋壮骨，月许而效见。但湿浊内蕴颇著，故对其方稍予调整，去黄连、桂枝、桑寄生而加白术、薏苡仁、山楂、三棱、莪术投之，意在健脾除湿，加大活血化瘀之力，坚持数月而疗效显著。

例 2. 患者，男，64 岁，1995 年 7 月 12 日初诊。

患者 2 年前，曾因头痛、眩晕，左侧肢体麻木而就诊某医院，确诊为脑血栓。1 个月前突然晕倒，入院检查血糖升高，予糖尿病治疗。现口干，引饮不止，尿频，大便干燥，左侧肢体麻木，气短，乏力，汗出，头晕，夜尿 2 次，血压 150/85mmHg，空腹血糖 10.0mmol/L，舌淡红，苔薄白，脉弦滑。

辨证：气阴两虚，肝阳上亢，血瘀脉络。

治法：益气养阴，平肝息风，活血通络。

处方：生黄芪 30g，生地黄 30g，苍术 15g，玄参 30g，葛根 15g，丹参 30g，夏枯草 15g，钩藤 10g，桃仁 10g，红花 10g，川芎 10g，当归 10g，鸡血藤 30g，枸杞子 10g，地龙 10g，川断 15g，赤芍 15g。

连服 14 剂，7 月 26 日复诊，查空腹血糖为 8.6mmol/L，血压 140/80mmHg，自诉头晕、汗出减，手足仍发麻，饮水减少，大便两日一行，舌淡红，苔薄白，脉沉弦。守上方去夏枯草、钩藤、川断，加杭菊花 10g、桑寄生 20g、鸡血藤 30g、豨莶草 20g，服用 1 个月。8 月 24 日复诊，查空腹血糖 6.8mmol/L，血压 135/75mmHg，左半身麻木减轻，口不甚渴，大便日一行不干，近日睡眠欠佳，时烦热，舌偏红，苔薄白，脉弦细。守上方，去元参、苍术，加酸枣仁 10g、首乌藤 15g、五味子 10g，服 14 剂。9 月 7 日复诊，言睡眠好转，查空腹血糖 6.9mmol/L，血压 135/80mmHg，手足仍有麻木，舌质淡红，脉弦细缓。考虑病情已稳定，乃将上方加减配丸药，以巩固疗效，坚持治疗，促其恢复健康。

【按】本例系糖尿病合并脑血栓后遗症者，其病机为气阴两伤，肝阳上亢，脉络瘀阻，祝师治以降糖基本方合补阳还五汤加平肝息风药，若钩藤、夏枯草、桑寄生、菊花等治之，并随症加减他药，仅两月许是病即基本痊愈。其中祝师于 8 月 24 日后，方中减降糖对药元参、苍术，则不固守“基本方”，可见其临证不拘，权衡规矩，运用自如，恰到好处。

（三）糖尿病并发肾病

糖尿病合并肾病多由糖尿病性肾小球硬化而导致严重并发症。其早期表现为间歇性或持续性的蛋白尿、管型，继之为高血压、浮肿、肢冷、腰痛、头晕、尿多等。祝师认为其病机早期为气阴两虚、瘀血阻络，日久则脾肾不足、阴阳两虚、兼夹血瘀，若进一步发展，可致肾阳衰败，浊毒内停，气血耗伤，水饮不化，上凌心肺之证。治疗早期以降糖基本方为主加减，久则以六味地黄汤（生地、熟地、山药、山萸肉、牡丹皮、茯苓、泽泻）合降糖基本方。若有蛋白尿者，重用生黄芪 50g，加山药、益母草、白茅根、半枝莲、白花蛇舌草；有尿血者，加生荷叶、生侧柏、生艾叶、生地榆；尿少水肿者，加车前草、旱莲草或萆薢、石韦；血压高者，加牛膝、桑寄生、夏枯草、黄芩，或改为杞菊地黄汤加减。晚期病情危重，一般浮肿明显者可施防己黄芪汤和桂附地黄汤加减；贫血严重，面色苍白乏力者，可施圣愈汤加制首乌、女贞子、枸杞子、桑椹、仙鹤草、白术等补气血、益肾精等药治之。

病案举例

患者，女，51岁，1992年5月15日初诊。

患者自诉患糖尿病已15年，高血压5年，蛋白尿伴下肢浮肿已3年。1989年因急性左心衰竭住院，尿检蛋白（++++），确诊为糖尿病肾病。1991年8月以来，因反复感染诱发心衰、脑梗死而先后3次住院治疗，血糖极不稳定，波动在3.5～12.0mmol/L，曾发生过3次低血糖昏迷，因低蛋白血症，每周输白蛋白20～40g，亦不能纠正。现面色苍白，全身浮肿，乏力神疲、右侧半身不遂，口干思饮，食欲极差，畏寒肢冷，尿频便溏，舌淡暗，舌下络脉瘀张，脉细弱，尿糖（++++），尿蛋白（++++）。

辨证：阴阳两虚，瘀血阻络，水湿泛滥。

治法：补益阴阳，利水消肿，活血通络。

处方：生黄芪50g，生地30g，苍术、白术各10g，丹参30g，葛根15g，生山药10g，川断15g，枸杞子10g，桂枝10g，茯苓20g，益母草30g。每日1剂。

服药40余剂，1992年7月来信述血糖、血压均较前稳定，血糖波动在5.1～7.0mmol/L，血压为150/90mmHg，体力增加，纳食好转，未再输白蛋白，尿蛋白（++）。又嘱以上方加减连续服用8个月。1993年2月来诊述，食欲极佳，体力精神恢复，可在室内活动，一直未发生急性心衰，查空腹血糖4.5mmol/L，尿素氮26.8mmol/L，肌酐185.6mmol/L，尿蛋白（+）。目前除全身仍有浮肿外，余症均不明显。考虑证属脾肾阳虚、水湿泛滥之故，嘱服以桂附地黄汤合防已黄芪汤化裁治之。

处方：防己 10g，生黄芪 50g，白术 10g，桂枝 10g，制附子 10g，生地、熟地各 15g，山萸肉 10g，山药 10g，牡丹皮 10g，茯苓 20g，泽泻 15g，车前草 30g，旱莲草 15g，萆薢 15g，石韦 15g。每日 1 剂。

服药 1 个月，全身水肿明显消退，但食欲下降，又改服初诊方加减。1993 年 6 月通信追访，空腹血糖 6.0mmol/L，尿素氮 17.9mmol/L，血清白蛋白 34g/L，尿糖（+），尿蛋白（+～±），病情基本稳定。

【按】是例堪为笃疾危候，其心肾功能衰竭，经西药求治，未能满意控制。祝师学贯中西，深悟其妙，抓住该病阴阳两虚、气血俱衰之本质，从培补脾肾入手，温通阳气、补命门以逐阴霾之邪，水湿乃除；益气健脾、扶后天以生津血，而生化复，正所谓“得谷者昌，失谷者亡”。辨证准，施治当，虽为重症，亦能春回，花明柳暗。

（四）糖尿病并发眼底视网膜病

本病属于中医学“血灌瞳神”“视瞻昏渺”或暴盲等症范畴。祝师认为其病机为气阴两虚、肝肾阴亏、瘀阻目络，治疗宜益气养阴、滋补肝肾、理血明目。凡症见视物昏花不清或视物如蒙者，早期常用降糖基本方加川芎、白芷、菊花、青葙子、谷精草等；若偏肾阳虚者，以八味地黄汤为主加减；偏于肾阴虚者，以杞菊地黄汤为主方加减；有血瘀征象者，以降糖基本方和血府逐瘀汤加草决明、菊花、茺蔚子等药。晚期由于眼底出血，视物发红或失明者，常宜加用大蓟、小蓟、茜草、槐花、三七或云南白药以凉血止血、活血散瘀。祝师告诫治眼底出血不宜一派敛涩止血药，因瘀血阻络而血不循经则外溢，瘀血不去新血不生，故宜选辛凉化瘀止血之品，寓通散于止涩之中。

病案举例

患者，女，53岁，1990年6月22日初诊。

患者于1985年因多饮、多尿、视物不清等确诊为糖尿病，予饮食控制及口服降糖西药治疗。但血糖不稳定，视力逐渐下降，于1989年2月经医院检查又诊为糖尿病性视网膜病变Ⅳ期，行氩激光治疗3个月。当年11月因负重导致左眼底大出血而失明，仅有光感，可见手动，眼科检查发现左眼底有一条状出血，视乳头呈增殖性玻璃体视网膜病变。其他部分被混浊之玻璃体所覆盖。经用安络血、芦丁等治疗半年，视力未见恢复。昨日检查视力，右眼0.1，左眼仅见手动，右眼底出血较前吸收，颞下增殖膜伴血管，左眼仅见机化膜，玻璃体混浊。目前每日服优降糖2.5mg，查空腹血糖为8.4mmol/L，午餐后2小时血糖9.8mmol/L，尿糖（－）。其多年大便秘结，口渴多饮、多尿，左眼失明近7个月，右眼视物模糊，舌质偏淡，苔薄白，脉弦细。

辨证：气阴两伤，肝肾不足，瘀阻目络。

治法：益气养阴，滋补肝肾，理血明目。

处方：生黄芪30g，生地30g，苍术15g，玄参30g，葛根15g，丹参30g，川芎10g，白芷10g，谷精草10g，密蒙花10g，青葙子10g，草决明30g，牡丹皮15g，制首乌15g，女贞子15g，当归15g，白芍30g。每日1剂。

服上方近2个月，大便较畅，1990年7月10日查空腹血糖7.6mmol/L，午餐后2小时血糖6.7mmol/L。1990年8月6日右眼视力又有下降，为0.06，左眼仍见手动。眼底检查，右眼颞下机化团处出血，视盘上下方玻璃体条形出血混浊，黄斑小圆点出血，中心光不清；左眼颞侧机化团盘斑间变薄。1990 年 8 月 10 日复诊仍守前法，加重凉血止血之药。

处方：生黄芪 30g，生地 30g，苍术 15g，玄参 30g，葛根 15g，丹参 30g，黄芩 10g，黄连 5g，川芎 10g，白芷 10g，菊花 10g，青葙子 10g，谷精草 10g，密蒙花 10g，草决明 30g，枸杞子 10g，白芍 30g，大蓟、小蓟各 10g。每日 1 剂。

服上方 2 月余，右眼视力较前清晰，左眼突然复明，1990 年 10 月 15 日视力检查右眼 0.07，左眼 0.04。继以上方随症加生大黄、三七粉、生蒲黄、茺蔚子等药服至 1991 年 4 月，其视力进一步恢复，检查视力双眼均为 0.1，眼底可见激光斑，未见出血。1991 年 8 月复诊，其病情稳定，查空腹血糖 6.3mmol/L，午餐后 2 小时血糖 7.4mmol/L，遂将原方配制成水丸，嘱之久服，巩固疗效。

【按】本例糖尿病性视网膜病者，是糖尿病后又继发出现视网膜病变。中医认为，病机为气阴两虚，肝肾不足，血瘀目络。祝师从脾、肝、肾三脏入手，标本兼顾施治。肾主水，藏精，为元阴之脏；脾为气血生化之源，后天之本，主一身津液之运化；肝主藏血，开窍于目。患者肾水不足，水不滋木，阴亏火旺，煎迫目络而成瘀，瘀阻目络，新血不生则血溢于外而出血。故祝师以降糖基本方气阴两补，滋肾水，益脾气，以培先后天治病本，配佐清肝凉血止血之品，谷精草、密蒙花、青葙子、草决明、牡丹皮、生大黄、生蒲黄、三七、茺蔚子等明目化瘀止血治其标。用枸杞子、首乌者意在治本也；用川芎、白芷者，意在以辛散入肝助行瘀开郁也。《内经》谓："肝欲散，急食辛以散之"，奏凉血止血而不留瘀之效。

（五）糖尿病并发周围血管病

糖尿病合并周围血管病以闭塞性动脉硬化症为甚。该病临床早期可表现为肢体皮温下降，肢端发凉，上举后皮色苍白，下垂后发紫，肢端动脉搏动消失，趾（指）皮肤易损而溃疡，日久则趾（指）痛剧、坏死，成为中医所谓“脱疽”。祝师认为本病系因气阴两虚，阳气不足，外感寒湿之邪侵入血脉，寒凝血滞造成瘀血阻络所致。治疗宜益气养阴，温经化瘀。用降糖基本方，酌情配伍温经散寒之桂枝、威灵仙、炮附片、细辛、羌活、独活等药，以及通经破血之苏木、地龙、路路通、穿山甲、生山楂、鸡血藤等品。若寒湿化热，瘀热内阻，而见局部红肿溃疡，又当酌情选用银花藤、黄柏、紫花地丁、蒲公英、牡丹皮、赤芍等清热解毒、凉血消痈之药。

病案举例

患者，女，43 岁，1994 年 3 月 24 日初诊。

患者于 1987 年因多饮、多尿、乏力、消瘦伴血糖增高确诊为糖尿病（非胰岛素依赖型），一直用口服降糖药治疗，病情控制不满意。2 个月前自觉双足趾发凉不温，无痛觉，继之则双足踇趾、指甲变黑，经某医院诊断为糖尿病性周围血管病，目前口服优降糖每次 2.5mg，每日 4 次，近查空腹血糖 13.3mmol/L。现见双足踇趾、指甲均发黑，右足甚之，下肢发凉不温，痛觉减弱，乏力汗出，口干口黏，腰背酸痛，大便干燥，月经极少、色黑，一日即净，舌质淡暗，舌下络脉瘀紫，脉沉细。

辨证：气阴两虚，寒凝血脉。

治法：益气养阴，温经通脉。

处方：生黄芪30g，生地30g，玄参30g，苍术15g，葛根15g，丹参30g，党参10g，麦门冬10g，五味子10g，桂枝10g，当归15g，鸡血藤30g，益母草30g。每日1剂，并嘱以药渣泡脚。

服药1月余，复诊言下肢变温，冷感消失，痛觉恢复，大便通畅，体力增加，双足踇趾颜色变浅，并有脱皮，查空腹血糖9.3mmol/L，舌淡暗，舌下脉络仍瘀紫，脉细弦。以上方为主加减又治疗2个月，诸症告愈，月经正常，下肢温暖，痛觉明显，双足踇趾、指甲颜色恢复正常。守方加苏木、刘寄奴、川芎、豨莶草等配制水丸，以巩固疗效。1994年10月13日随诊，空腹血糖7.8mmol/L，余均稳定。

【按】此案系一糖尿病并发双下肢足动脉硬化症者，其病机属气阴两伤，寒凝血脉。祝师治则双管齐下，即以降糖生脉方治气阴两伤之主病，桂枝、当归、鸡血藤、益母草、苏木、川芎、刘寄奴、豨莶草等温经通脉、活血化瘀之药治寒凝血脉之并病。理法明确，方药得宜，故效验卓著。

（六）糖尿病并发周围神经病变

本病是糖尿病慢性发展过程中一个常见的并发症。早期症状以感觉障碍为主，多见对称性双下肢麻木，伴针刺样及烧灼样感觉异常，难以忍受，至夜尤甚。个别患者还可出现自发性疼痛，闪电痛或痛如刀割，日久可见大腿肌肉萎缩，肢体不用。诸种表现类似中医“痹症”。祝师认为本病系因气阴两虚，血脉瘀阻，复感寒湿而成，治宜益气养阴，活血通络，散寒除湿。用降糖基本方合四藤一仙（鸡血藤30g、钩藤15g、络石藤15g、海风藤15g、威灵仙15g）加减治疗。

病案举例

例 1. 患者，女，60 岁，1993 年 4 月 19 日初诊。

患者于 2 月 27 日突感全身皮肤针刺样疼痛，触摸后明显，尤以双下肢、足跟和足底严重，行走困难，影响睡眠和日常生活。当地医院查空腹血糖 14.4mmol/L，尿糖（+++），诊为非胰岛素依赖型糖尿病合并周围神经病变，给予口服降糖药、扩血管药、镇静止痛及维生素 B 族药治疗，血糖降至 7.8mmol/L，但疼痛未减。4 月 6 日收住院，查体全身皮肤触痛，腱反射亢进，双下肢肌力减弱，空腹血糖 7.2mmol/L，午餐后 2 小时血糖 9.8mmol/L；肌电图示：轻度周围神经原损害。予口服优降糖、降糖灵及静脉滴注复方丹参注射液，治疗 2 周，疼痛仍著，乃邀请祝师会诊。

见患者痛苦病容，肌肉瘦消，乏力，全身皮肤针刺样疼痛，尤以双下肢、足跟及足底疼痛为甚，以致不能下床行走，夜间加重，舌尖红，苔薄白，脉弦滑。

辨证：肝肾两虚，寒湿痹阻。

治法：益肝肾，除寒湿，通血脉。

处方：鸡血藤 30g，海风藤 15g，络石藤 15g，钩藤 15g，威灵仙 15g，羌活、独活各 10g，钻地风 10g，桑寄生 20g，川断 15g，枸杞子 10g，金毛狗脊 15g，千年健 15g。每日 1 剂。

服药 7 剂，皮肤疼痛、触痛均明显减轻，舌淡红，脉细弦。守方加熟地 10g、细辛 3g、当归 15g、白芍 30g，续服 14 剂，皮肤刺痛、触痛均不明显，活动自如，唯略有乏力，舌淡暗，脉细弦。1995 年 5 月 10 日欲离京返乡，拟带方出院，以益气养阴、通络止痛为治。

处方：生黄芪 30g，生地 30g，苍术 15g，玄参 30g，葛根 15g，丹参 30g，鸡血藤 30g，海风藤 15g，络石藤 15g，钩藤 15g，威灵仙 15g，独活 10g，桑寄生 20g，金毛狗脊 15g，千年健 15g。

并嘱之仍可通信治疗，祝其早日康复。

【按】此系一典型糖尿病合并周围神经病变患者，祝师辨证论治，扶正祛邪，益肝肾、强筋骨以扶正，散寒除湿、通络止痛以逐邪，标本同治，四藤一仙合羌活、独活、桑寄生、狗脊、川断、千年健、枸杞子以及熟地、当归、白芍、细辛等药，前后 21 剂，效验神速。虑其病之缠绵复作，又以降糖基本方合四藤一仙加味，既治糖尿病之病本又治并发症之标，以巩固疗效，堪为用心之良苦，大医之风范也。

例 2. 患者，女，47 岁，1994 年 12 月 7 日初诊。

1994 年 10 月 10 日，因多饮、易饥，消瘦乏力而在某医院就诊，确诊为非胰岛素依赖型糖尿病，予服优降糖、降糖灵各 1 片，每日 3 次。现患者心慌，乏力，汗出，全身刺痛，下肢尤甚，时皮肤作痒，头晕寐差，腰酸痛，易饥口渴，尿多，大便日一行，舌质淡暗胖大有齿痕，苔薄白，脉细弦。查空腹血糖 18.3mmol/L，尿糖（++++）。

辨证：气阴两虚，寒凝阻络。

治法：益气养阴，通脉疗痹。

处方：生黄芪 30g，生地、熟地各 15g，丹参 15g，玄参 30g，苍术 15g，葛根 15g，海风藤 10g，络石藤 10g，钩藤 10g，鸡血藤 30g，威灵仙 10g，羌活、独活各 10g，桂枝 10g，桑寄生 20g。每日 1 剂。

连服 14 剂，1994 年 12 月 21 日复诊，言身刺痛明显减轻，口渴多饮、易饥乏力亦有好转，汗已止，腰酸痛亦不甚显，舌淡暗胖大，苔薄白，脉弦细，守上方加减，坚持治疗又近2个月。于1995年2月16日复诊，查空腹血糖9.6mmol/L，尿糖（++）。但患者云，身痛痊愈，而今出现下肢麻木，两足发凉，左足踇趾甲发黑，仍有乏力感，大便偏干，舌质淡暗胖大，苔薄白，脉细弦。

辨证：气阴两虚，寒凝血滞。

治法：益气养阴，温经活血。

处方：生黄芪30g，生地、熟地各15g，丹参30g：玄参30g，葛根15g，苍术15g，鸡血藤30g，桂枝10g，威灵仙15g，桑寄生20g，苏木10g，刘寄奴10g，益母草30g。每日1剂。

连服14剂，3月3日复诊、谓下肢麻木减轻，足发凉亦好转，查空腹血糖9.2mmol/L，尿糖（+），舌质淡暗，苔薄白，脉细弦。守上方继续治疗80余天，于5月24日复诊，喜言下肢麻木全消失，双足转温，右足踇趾甲黑色亦消失，但面部及颈部呈现红疹发痒，查空腹血糖8.8mmol/L，尿糖（+）。于前方加白蒺藜10g、白鲜皮10g，服7剂后面及颈部红疹消失，乃守上方加减，改配丸剂，坚持治疗，以巩固疗效。

【按】本例患者患糖尿病后先合并周围神经病变，后又合并周围血管病。祝师辨证论治，谨守病机，灵活运用，在降糖基本方治本之基础上，随证而治。并发周围神经病变者，除痹通脉，加用四藤一仙、羌活、独活、桂枝、桑寄生治之；并发周围血管病变者，温经活血、祛瘀通络，加用桂枝、威灵仙、鸡血藤、桑寄生、刘寄奴、苏木、益母草治之，前后兼顾，整体论治，是以效验显著。

（七）糖尿病并发腹泻

糖尿病患者可由于内脏植物性神经病变导致胃肠功能紊乱，发生间歇性或顽固性腹泻与吸收不良综合征，称之为糖尿病性腹泻，是糖尿病晚期并发症之一。祝师认为，糖尿病本为气阴两伤，或阴虚燥热，多致津液匮乏，肠枯便结。若病情发展，亦会阴损及阳，导致脾肾阳虚，则寒湿内生，下注肠道而病腹泻。此外，也有因治疗中苦寒泻火或滋阴凉润而损伤脾胃者，故糖尿病合并腹泻一般临床上以脾肾阳虚、寒湿不化者为多见，但也有上焦燥热未除，下焦寒湿已生之寒热错杂证。对之治疗，祝师提出，轻者于降糖基本方中去生地、玄参，加熟地、白术、苏梗、藿梗、白芷、生薏苡仁、芡实、诃子肉、肉豆蔻、山药等；重者用降糖基本方合四神丸、肾著汤与上述药物加减；若寒热错杂者，用降糖基本方合肾著汤或四神丸与葛根芩连汤或白头翁汤等加减以清上温下，平调寒热。

病案举例

患者，女，63 岁，1994 年 2 月 18 日初诊。

患者于 1984 年诊断为糖尿病，经饮食控制、口服降糖西药及中药治疗，血、尿糖控制理想。1 周前无明显原因发生肠鸣腹泻，大便呈黏液状，每日 2～3 次，便前腹部隐痛，大便常规检查正常。自服黄连素、氟哌酸、参苓白术丸等治疗无效。近查空腹血糖 7.3mmol/L，口服优降糖 2.5mg/ 次，每日 3 次。现大便溏薄，肠鸣，腹中隐痛，便后则痛止，腹部喜暖怕冷，乏力，心烦，汗出，腰痛膝软，舌红苔白略腻，脉细弦。

辨证：气阴两虚，肝脾不和，湿注大肠。

治法：疏肝健脾，燥湿止泻，益气养阴。

处方：苍术、白术各10g，炒防风10g，陈皮10g，炒白芍10g，苏梗、藿梗各10g，白芷10g，生薏苡仁30g，车前子10g，茯苓15g，芡实15g，肉豆蔻10g。每日1剂。

服药7剂，大便仍溏，但腹痛减轻，大便每日1次。继服气阴两补之降糖基本方加黄芩、黄连、沙参、麦门冬、五味子、枸杞子、杜仲等，3剂后、大便又泻，日达3～4次，并伴腹痛、腹胀、肠鸣、腹部怕冷，食凉加重，矢气极多，上半身燥热汗出，舌苔白腻，脉沉细弦。

1994年3月25日复诊时，考虑患者为脾肾阳虚，寒湿内生，且寒热错杂。治宜温补脾肾、清热燥湿，方用肾著汤合葛根芩连汤、白头翁汤加减。

处方：苍术、白术各10g，干姜10g，茯苓15g，葛根15g，黄芩10g，黄连6g，白头翁30g，秦皮10g，苏梗、藿梗各10g，白芷10g，生薏苡仁30g，芡实15g，炒神曲15g，生黄芪30g，乌梅10g。每日1剂。

服药7剂，诸证告愈，泻遂停止。仍易以降糖基本方加减治疗糖尿病。随诊半年，未再腹泻。

【按】是案之治祝师分两步进行，先调肝脾，燥湿止利，后扶正补气阴，媾通心肾。但其病机发生变化，出现脾肾阳虚，寒热错杂之候，故前法施治失之交臂而效差。祝师洞察纤细，于是调整方案，温补脾肾、清热燥湿、寒温并施、辛开苦降，重在健脾运脾而收效。

方中苏梗配藿梗，白芷配生薏苡仁者，系祝师常用治寒湿腹泻之经验。《经》云："湿胜则濡泄"，四药悉归脾胃经，苏梗辛温，祛风行气宽中；藿梗辛温，芳香化浊，醒脾理气。两者相伍，升清醒脾，理气胜湿，祝师谓其"善治寒湿不化，气机不畅之胸膈脘闷，腹中雷鸣”。白芷辛温，散风燥湿，芳香通窍，《本草正义》谓之“燥湿升清，振动阳明之气，固治久泻之良剂”：生薏苡仁甘淡微寒，健脾补肺、清热利湿；与白芷相配，辛散淡渗，一升一降，燥湿健脾，补肺理肠，则泄泻止。

（八）糖尿病并发感染性疾病

糖尿病者，日久机体抗病能力下降，自身免疫功能减弱，因而其受细菌、病毒等感染机会增多。临床上一般常见有皮肤感染成疖肿及手、足或体癣，消化系统见胆囊炎，泌尿系统见膀胱炎、肾盂肾炎，呼吸系统见肺结核，妇女还可感染真菌致阴道炎等。祝师对治疗此类疾病亦经验颇多，如对合并皮肤急性化脓性疖痈者，常辨为燥热入血，以清热凉血、滋阴解毒，兼益气托里法，用温清饮合降糖基本方加减治之；合并泌尿系感染而见尿急、尿痛、小腹胀坠不适，尿中白细胞多者，以分利清浊、益气养阴法，用降糖基本方合萆薢分清饮（萆薢 10 ～ 20g，菖蒲 10g，乌药 10g，益智仁 5g）加石韦 15 ～ 30g，败酱草 30g，赤小豆 15 ～ 20g 等药治之。

病案举例

例 1. 患者，男，50 岁，1992 年 1 月 17 日初诊。

患者嗜酒多年，近两年有多饮、多尿、乏力伴体重减轻而未予注意。1991 年 10 月因脊背皮肤疖肿化脓，外科手术切开引流时，检查血糖增高确诊为糖尿病合并蜂窝织炎。给予胰岛素注射治疗，但背部痈疮久不收口，血糖控制亦不理想，最近查空腹血糖 12.4mmol/L，尿糖（++++），每日用普通胰岛素 54U（皮下注射）。

现口渴多饮，日饮水超过5磅，燥热汗出，后背皮肤痈肿，久不愈合，皮肤瘙痒，四肢刺痛难忍，影响睡眠，手足发凉，乏力尿频，大便干燥，舌红暗，苔白腻，脉滑数。

辨证：气阴两伤，燥热入血，瘀血阻络。

治法：益气养阴，清热凉血，活血通络。

处方：生黄芪50g，生地30g，玄参30g，苍术15g，丹参30g，葛根15g，黄芩10g，黄连6g，枸杞子10g，桑寄生20g，桂枝10g，威灵仙10g，鸡血藤30g，益母草30g，苏木10g。每日1剂。

服药1个月，诸症均减，后背痈疮收口愈合，查空腹血糖10.0mmol/L，胰岛素每日用量减至26U，但仍感四肢肌肉刺痛，入睡不佳，舌淡红，苔薄白，脉沉滑。守上方去桂枝加海风藤15g、钩藤15g，再服1个月，完全停用胰岛素，仅服中药，近查空腹血糖14.6mmol/L，尿糖（+++），仍觉四肢刺痛，发麻凉感。仍守前法，加重通络止痛之力，以降糖基本方加黄芩10g，黄连6g，鸡血藤30g，海风藤15g，络石藤15g，钩藤10g，威灵仙10g，大蜈蚣2条。服用28剂。

【按】《外台秘要》认为消渴病合并痈疽者，“以其内热而小便利故也。小便利则津液竭，津液竭则经络涩，经络涩则营卫不行，营卫不行则热气留滞，故成痈脓也”。是谓糖尿病合并痈疮者，病机为津伤阴虚，气血不畅，内热积蕴成毒而致。故祝师乃从气阴两虚、燥热入血论治，攻补兼施。用降糖基本方加枸杞子以益气养阴；用黄芩、黄连配丹参、玄参以清热解毒、凉血消痈；用桑寄生、桂枝、威灵仙、鸡血藤、苏木、益母草以通络活血止痛。本例除合并痈肿外，还兼并发周围神经病变，是其血脉痹阻甚也。继之祝师又选用四藤一仙加大蜈蚣施治，以加强通络止痛之效。

例2.患者，女，55岁，1996年9月4日初诊。

患者2年前因多饮、多食、多尿、乏力消瘦，血糖增高于某县医院住院确诊为非胰岛素依赖型糖尿病，给予口服优降糖、降糖灵等西药治疗，出院后一直坚持治疗，病情尚稳定。去年8月突然腹痛、呕吐、黄疸、发热又住院，被确诊为胆结石合并胆囊炎，经非手术治疗病愈出院。近3个月来，出现遗尿、尿频，夜尿3～5次，小腹胀坠，腰酸痛，饮水不多，面肢不肿，最近几天，又增尿痛、尿急，苦不堪言，舌质偏红，苔薄黄腻，脉弦细数，查空腹血糖6.9mmol/L，尿糖（+），血压118/75mmHg，尿化验：白细胞（+++），红细胞（++），体温36.6℃。

辨证：气阴两伤，湿热下注。

治法：清热利湿，益气养阴。

处方：生黄芪30g，苍术15g，玄参30g，川萆薢10g，台乌药10g，石菖蒲10g，益智仁10g，白茅根30g，旱莲草10g，蒲公英15g，川黄柏10g，川续断15g，金钱草30g，石韦10g，炒枳壳10g，生白果10g。每日1剂。

连服14剂，1996年9月19日复诊，言尿失禁好转，尿痛、尿急、尿频亦明显减轻，腰酸、乏力仍有，舌质淡暗，苔白腻，脉弦细。尿化验：白细胞（+），红细胞（+）：查空腹血糖7.2mmol/L，尿糖（+）。守上方去枳壳、生白果，加葛根15g、丹参15g，又服14剂。10月5日复诊，患者精神好转，谓其尿失禁等痛苦悉减，尿化验皆为阴性，查空腹血糖6.5mmol/L，尿糖（+）。要求坚持中药治疗，虑其糖尿病伴胆石症、泌尿系感染等诸方面，乃守上方，去白茅根、旱莲草、石韦，加生地、熟地各15g，广郁金10g，炒枳壳10g，以益气阴、除湿热、利肝胆，巩固疗效。

【按】该案系一糖尿病并发泌尿系感染者，但其曾患有胆病，故祝师于治糖尿病病本之时，又“急则治标”，以萆薢分清饮为主，重点清热利湿以疗淋。待病势得到控制好转后，又标本并重，扶正祛邪，同时防胆病之复发，药取金钱草 30g，一箭双雕，即利尿通淋，又利胆消石，用药精极矣。

例 3. 患者，男，29 岁，1994 年 4 月 22 日初诊。

患者今年 2 月中旬因发热、咳嗽、右胸痛于某医院确诊为右侧肺炎、化脓性胸膜炎合并胸腔积液。住院抗感染治疗，输液过程中查血糖 16.7mmol/L 以上，尿糖（++++），同时伴有多饮、多食、多尿，饥饿感明显，又被诊为糖尿病。输液中加胰岛素，并口服糖适平、美迪康等，半月后“三多”症状消失，空腹血糖降至 7.8mmol/L，体温正常、胸痛咳嗽消失，1 周前出院。复查胸片仍有右侧中量胸水、胸膜肥厚，空腹血糖 7.0mmol/L，口服美迪康 0.25mg，每日 2 次；糖适平 60mg，每日 3 次。现“三多”症状不明显，但口干、胸闷憋气，下肢酸软无力，两便如常，舌质淡暗，脉沉弦。

辨证：气阴两虚，饮停胸胁。

治法：益气养阴，利水逐饮。

处方：生黄芪 30g，生地 30g，玄参 30g，苍术 15g，丹参 30g，葛根 15g，柴胡 10g，白芍 10g，冬瓜子 30g，车前子 10g，茯苓 20g。每日 1 剂。

服药 20 剂，胸闷憋气减轻，空腹血糖 7.2mmol/L，胸片复查右侧胸水明显吸收。但发现全身皮肤有散在红疹，舌质淡红，脉沉细。嘱停服美迪康，守上方加牡丹皮 10g、紫草 10g，再服 20 剂。1994 年 6 月 3 日复诊，言无不适感，右胸片示胸水基本吸收，空腹血糖 7.1mmol/L。乃将原方配制成水丸，如梧桐子大，每饭后服 10g，以资巩固。

【按】胸腔积液，一般属于中医痰饮病之悬饮证。悬饮证之病机，多为饮停胸胁，气机不利，脾肺气虚。治当泻肺行水，健脾逐饮，调理气机。故祝师于是例糖尿病伴胸腔积液者，既用降糖基本方气阴两补，治本病，又以利水蠲饮之冬瓜子、车前子、茯苓及疏肝和血之柴胡、白芍治标病。柴胡、白芍之用者，意在以柴胡引经且疏畅气机；白芍养血护营阴，以防逐饮利水而伤阴。方中黄芪、苍术与车前子、冬瓜子、茯苓相伍，正符健脾逐饮、泻肺利水之法，从脾肺入手之治也。

例 4. 患者，女，34 岁，1995 年 9 月 11 日初诊。

患者今年 8 月因多饮、善饥、多尿、乏力、血糖增高等被某医院诊断为糖尿病，服降糖灵、优降糖等西药治疗。近日来饮水偏多，尿亦多，夜尿 4～5 次，易饥饿，乏力腰酸，汗出怕冷，月经先期 7 日许，色淡量少，外阴瘙痒、肿痛，白带多，状如豆腐渣，舌质淡红，苔白腻，脉细弦。空腹血糖 11.47mmol/L，尿糖（++++）。

辨证：气阴两伤，湿浊下注。

治法：益气养阴，燥湿止痒。

处方：生黄芪 30g，生地、熟地各 15g，苍术、白术各 10g，丹参 30g，玄参 30g，葛根 15g，地肤子 15g，白蒺藜 10g，萹蓄 15g，土茯苓 15g，鸡血藤 30g，炒荆芥 10g，川断 15g，桑寄生 20g。每日 1 剂。

外洗方：苦参 30g，蛇床子 10g，川椒 10g，荆芥 15g，萹蓄 15g。水煎熏洗外阴。

连服上方 28 剂，于 10 月 11 日复诊言阴痒已愈，白带变清而非豆腐渣状，经量转多，色转红，行 5 日方净，查空腹血糖 8.4mmol/L，尿糖（++），夜尿 1～2 次，腰酸乏力均减轻，舌淡红，苔薄白，脉细弦。守上方去地肤子、白蒺藜、萹蓄、土茯苓、荆芥，加菟丝子、枸杞子、益母草、五味子，每日 1 剂，并嘱降糖西药减半。连续服药 1 个月，于 1995 年 11 月 12 日复诊，查空腹血糖 7.2mmol/L，尿糖（+），其他症状均不甚显，乃将上方略予加减，改配丸药、坚持治疗，并渐停西药。

【按】本案系糖尿病合并感染霉菌性阴道炎者，中医学认为是湿毒下注，带脉失约。祝师于糖尿病方中，即降糖基本方加地肤子、萹蓄、土茯苓、荆芥、川断、桑寄生、鸡血藤以益气阴、补肾元、除湿祛风而止痒，并配外治熏洗以燥湿杀虫止痒。内外合治，其效尤著。

脾胃病治疗经验

一、对脾胃病的认识

脾胃病，泛言之系指消化系统疾病，简言之即指胃肠道疾病。祝师对胃肠疾病之诊疗尤有专擅，颇富经验。他将胃肠溃疡病、胃肠炎症等诸疾患统而论其病因、病机，辨证分型论治，巧运施氏十法，配伍用药，别有洞天。

就脾胃病之病因病机而言，祝师认为，造成脾胃疾患的病因众多，如饮食不节、偏食偏嗜、酗酒无度、七情过激、房室过度等。其病机无不与脾有关，内伤脾胃，百病由生。因脾胃为后天之本，气血生化之源，五脏六腑之精气皆赖其营养，肌肉筋脉均由其主持。因此，脾胃功能之正常是保证人体健康长寿的关键。脾与胃相表里，脾主升，胃主降，共同完成饮食之消化、吸收、运输的任务。当脾气不能升清时，水谷精微不能上输于肺，气血无以化生，水湿难以运行，就会出现神疲乏力、食纳减少、食后腹胀、周身浮肿、面色㿠白、大便溏薄、营养不良等症状。胃气不能降浊，浊气上逆，就会出现纳食呆滞、胃脘痞满、大便不调、恶心呕吐、泛酸呃逆等症状。脾胃同居中焦，为升降之枢纽，脾胃健运正常，才能有“清阳出上窍，浊阴出下窍；清阳发腠理，浊阴走五脏；清阳实四肢，浊阴归六腑”的升降运动。当脾胃有病时，上可波及心肺，下可影响肝肾。如脾不健运，水湿内停，聚而成痰，痰贮于肺，肺失宣降则出现咳喘等症状；痰湿阻遏胸阳，胸阳不振可见胸痛彻背、背痛彻心等胸痹之证。脾虚气血化生匮乏，肾精失养，精不化气，往往体弱多病，出现早衰。土壅侮木，必然导致肝气郁结；肝气横逆又可乘土，形成恶性循环。如此等，足见脾胃升降之功能在人体生命活动中是非常重要的。

脾胃病之证治，祝师秉承师学，巧妙运用施氏治疗脾胃病之温、清、补、消、通、泻、涩、降、和、生十法。所谓温，是指寒宜温，辛开温散，以辛温、辛热之方药，若良附丸、姜附汤、理中汤类，药若荜茇、吴茱萸、附子、肉桂、蜀椒、荜澄茄、草豆蔻、刀豆等以温散寒凝。清，是指热宜清，胃中实热，必以寒折，如三黄石膏汤、龙胆泻肝汤、清胃散之类，药中山栀、黄连、知母、龙胆草、石膏、竹茹等皆为常用之品。补，是谓虚宜补，补健脾胃，常用四君子汤化裁诸方，药如党参、黄芪、山药、莲肉、芡实、白术、扁豆、薏苡仁等以补气健脾。消，是指实宜消，食积不化，必予以消导之，保和丸为常用方剂，药若枳实、枳壳、槟榔、神曲、鸡内金、厚朴、陈皮、山楂、炒谷芽、炒麦芽等。通，是谓痛宜通，“通则不痛”，有通气、通血之别，气分药如木香、茄南香、檀香、沉香、乌药、青皮、陈皮、厚朴、藿香、豆蔻、砂仁等，方如正气天香散、消导宽中汤、沉香升降散等；血分药如延胡索、丹参、五灵脂、降香、乳香、没药、血竭、桃仁、红花、三七、蒲黄、郁金、三棱、莪术、香附等，常用手拈散、九气拈痛散、失笑散等。泻，指腑实宜泻，可用承气汤类或番泻叶等，但体虚大便燥结者，宜用润下药，如郁李仁、火麻仁、瓜蒌、杏仁、薤白、肉苁蓉、晚蚕沙、皂荚子等。涩，是指肠滑宜涩，常用药有赤石脂、禹余粮、莲子、诃子肉、苍术炭、血余炭、罂粟壳、海参、龙涎香、五倍子、椿根皮、金樱子、白头翁、秦皮等。降，谓呕吐宜降，胃以下行为顺，呕吐呃逆，宜丁香柿蒂汤、橘皮竹茹汤、旋覆代赭汤等，芳香化浊诸药亦可止呕吐，如藿香、佩兰、紫苏、玳玳花、佛手花、扁豆花等。和，谓嘈杂宜和，吴茱萸与黄连、干姜与黄连、黄芩与半夏，均以寒温并用，胃和则嘈杂除。生，乃指津枯宜生，脾胃弱，津液枯，食欲毫无，宜养阴以生津，如西洋参、石斛、生谷芽、生鸡内金、荷叶、绿萼梅，叶天士先生用乌梅配木瓜养胃阴。

此外，祝师对脾胃病不仅重视治疗，并强调注意调摄将息。他指出：“不能全赖药物，还要注意生活规律，饮食要求定食定量，‘热无灼灼，寒无沧沧’，富于营养，易于消化。并要做到精神愉快，远烦戒怒，颐情悦性，以保证气血流通，气机通畅。另外，服药有小效者，则应守法守方，坚持治疗，切勿求愈心切，处方用药，朝更夕改，反欲速而不达。”

二、脾胃病的辨证与治疗

祝师学贯中西，毕生力倡中西医结合，临床强调中医辨证与西医辨病相结合，辨证治其本，辨病治其标，标本同治。在脾胃病之论治上，这一学术思想特点体现亦颇为明显和突出。他认为，胃肠疾患是以脾胃功能损伤为重点，多系统多脏器功能受损的一组综合性症状群。因此，重视整体、辨证论治是最佳方法。在此基础上结合现代医学的医药知识，往往会收到意想不到的效果。祝师临床上将胃肠疾患统而辨证分为七型施治，兹分述如下。

（一）脾胃虚弱

本型多见于慢性胃炎及胃、十二指肠溃疡者。一般症见食少纳呆，食后脘腹胀满，胃脘部隐隐作痛，发在食后或饥饿时，少气懒言，四肢倦怠，痛时喜按喜暖，面色萎黄，形体消瘦，大便溏薄，舌淡苔白，脉缓弱。治宜补气健脾、理中和胃。常用黄芪建中汤（黄芪 15 ～ 30g，桂枝 10g，白芍 10 ～ 20g，生姜 3 ～ 5 片，饴糖 15 ～ 30g，炙甘草 10g）、香砂六君子汤（木香 6 ～ 10g，砂仁 3 ～ 6g，党参 10 ～ 20g，白术 10g，茯苓 10 ～ 15g，陈皮 10g，半夏 10g，炙甘草 10g）加减治疗。

加减法：兼打嗝不畅者，加桔梗、枳壳各 10g；嘈杂反酸者，加黄芩 10g、乌贼骨 15g；食欲不振者，加石菖蒲、佩兰各 10g；消化不良，苔厚者，加焦三仙各 10g、鸡内金 10g；大便溏薄者，加苍术、苏梗、藿梗各 10g，生薏苡仁 20g；大便干者，重用白芍 20 ～ 30g；失眠多梦者，加白蒺藜 10g、首乌藤 15 ～ 30g；胃脘疼痛甚者，加延胡索 10g；脘腹冷痛甚者，加良附丸、吴茱萸、小茴香、草豆蔻。

若胃镜见有胃炎或溃疡活动者，加蒲公英、黄连、黄芩、白及、三七等清热消炎，敛疮生肌；胃镜见胃黏膜腺体萎缩者，加生山楂、乌梅、木瓜、麦门冬等甘寒滋阴之品滋养胃阴，促进胃酸分泌；胃镜见肥厚性胃炎者，加乌贼骨、瓦楞子等以抑制胃酸分泌；检查有幽门弯曲菌感染者，加大黄、乌梅、诃子肉等以抑菌转阴；若发现有幽门螺杆菌（HP 阳性）者，加蒲公英、牡丹皮、乌梅等以抗 HP：若伴胆汁反流者，加茵陈、金钱草、郁金、石菖蒲等药；若结肠镜见肠道有多发性息肉或假性息肉形成，可加用丹参、三棱、莪术等以活血化瘀、软坚散结。

病案举例

例 1. 患者，女，46 岁，1997 年 8 月 13 日初诊。

患者素有胃病，时好时犯。最近胃脘疼痛已两月多，前去某医院检查确诊胃窦溃疡兼浅表性胃炎。现脘腹胀满，嗳气呃逆，食后胃痛加重，喜热饮食，痛时喜按，食欲不佳，面色发黄，精神差，乏力懒言，大便二日一行，不溏偏干，月经尚好，白带一般。舌苔薄白，舌质淡，脉细缓。

辨证：脾胃虚弱。

治法：补气健脾，和胃止痛。

处方：木香 10g，砂仁 3g，党参 10g，茯苓 10g，白术 10g，陈皮 10g，半夏 10g，炙甘草 6g，厚朴 10g，蒲公英 20g，元胡 10g。每日 1 剂。

连服 7 剂，1997 年 8 月 20 日复诊。自诉药后胃痛减轻，食后仍感胃脘痞满痛显，大便两日一行，已不干，嗳气止，精神面色转好，舌淡红，苔薄白，脉细缓。守上方加白芍 20g，改炙甘草为生甘草 10g，再服 7 剂。

1997年8月28日三诊，患者喜言胃痛已止，食欲好转，但食后仍稍有痞满感，大便改日一行且成形，舌淡红，苔薄白，脉缓。患者要求服成药，于是乃改香砂六君子丸，每服6g，日2～3次，以巩固疗效。

【按】本例是比较典型的脾胃虚弱型胃肠疾患，临床亦多见。多由饮食、情志、劳逸等失调而致脾胃受损，气血化源不充，健运失职，气机失畅，是以脾气虚而不运，胃气弱则不降，出现食少纳差，食后脘腹胀满作痛，嗳气呃逆，大便两日一行矣。祝师紧握病机，一鼓即应，香砂六君子投之补气健脾，和胃而痛止。二诊加白芍者，一在柔肝止痛，防土虚木乘之害；二又和血益阴而通便也。生甘草之用，祝师认为"取其清热和胃、保护胃黏膜的作用"。

例2. 患者，女，34岁，1993年11月1日初诊。

患者于1992年春季开始无诱因而病中上腹部疼痛，进食后痛甚，伴嗳气、呃逆，逐渐消瘦。1993年5月以来疼痛加重，无规律性，经常夜间剧痛发作而急诊，口服或肌内注射654-2后略有缓解。1993年5月4日于某院胃镜检查：胃窦溃疡伴浅表性胃炎、十二指肠球炎，尿素酶试验HP(++)。B超提示肝大、胆囊结石。化验ALT正常，HBsAb、HBeAb、HBcAb均阳性。服用多种保肝药及乐得胃、泰胃美等中西药症状未见明显缓解。

现胃脘胀痛，饥饿时痛显，进食后痛亦加剧，嗳气呃逆频频，每隔1周或10天左右即夜间疼痛发作加剧1次，平素纳差乏力，面色不华，上腹痞闷，口干便秘，舌质红暗，苔白，脉沉细。

辨证：脾胃虚弱，升降失调。

治法：益气健脾，理气止痛。

处方：广木香10g，壳砂仁3g，党参10g，白术10g，茯苓15g，清半夏10g，陈皮10g，炙甘草6g，桔梗10g，枳壳10g，杏仁10g，薤白10g，炒神曲15g，生山楂15g。每日1剂。

1993年11月15日复诊，自觉服药14剂后胃脘较前舒适，仍有一次夜间发作性剧痛，余症同前。细询之，其每次疼痛发作与饮食不节或生气有关，故其病机有肝木伐胃因素，宜疏肝健脾、和胃利胆，改逍遥散加减主之。

处方：柴胡10g，薄荷10g，当归10g，白芍20g，茯苓15g，白术10g，厚朴10g，陈皮10g，茵陈15g，金钱草30g，威灵仙15g，木香10g，延胡索10g，制首乌15g，女贞子15g。每日1剂。

1993年12月6日三诊，服药14剂，自诉未再出现夜间发作性剧痛，胃脘胀闷、嗳气、呃逆均减轻，进食极佳，大便通畅。近日胃镜复查仍为胃窦溃疡伴浅表性胃炎、十二指肠球炎，尿素酶试验HP（+）。舌红苔黄，略有剥脱，脉细滑。守方去厚朴、陈皮、木香、延胡索、金钱草、威灵仙，加枳壳10g、桔梗10g、枸杞子10g，连服3月余，诸证悉愈。1994年3月6日胃镜复查：胃窦溃疡恢复期、十二指肠未见炎症，HP试验（+）。

【按】是案病及肝、胆、脾、胃，但其临床表现主要为胃脘胀痛、嗳气呃逆、消瘦乏力等，属脾胃虚弱、升降失调之病机，故祝师以香砂六君子汤加减投之。但因其脾胃虚而肝木乘之，是以出现气机不畅之候，师仅以杏、桔、枳、薤上下左右调气对药治之，惜其未伍疏肝利胆之品，故效未大显。二诊则师即调整方案，肝胆脾胃并治，疏肝健脾，和胃利胆，逍遥散加减投之，效验立显。可见祝师临证尤重辨证施治，正如其常云："中医治病一定要辨证论治，才能取得较好的疗效"。方中用何首乌、女贞子者，以之滋肾水养肝血，既柔肝涵木而防横，又润肠治燥而通便。堪称辨证用药之高手。

例3. 患者，女，29岁，1995年3月1日初诊。

患者因胃痛、泛酸、纳差等于4年前在县医院诊疗，经钡餐造影和胃镜等检查确诊为胃窦部溃疡。一直未能治愈，时好时犯，发作与季节、饮食不节、情志不遂等有关，中西药均经常服用。

现食少纳呆，胃脘隐隐作痛，喜按喜暖，食后痛显，面色萎黄，头晕耳鸣，全身倦怠乏力，心悸寐差，月经量多色淡，经期延长，多在10日左右方净，并伴腰酸，大便溏薄，舌质淡胖，苔薄白，脉沉细弱。现正值经期。

辨证：脾胃虚弱，气血不足。

治法：补益脾胃，升阳止痛。

处方：生黄芪30g，党参10g，苍术、白术各10g，当归10g，陈皮10g，柴胡10g，升麻10g，麦门冬10g，五味子10g，茯苓15g，蒲公英20g，炮姜炭10g，砂仁5g，炙甘草6g。每日1剂。

连服14剂，1995年3月15日复诊，其言药后胃痛缓解，食欲、头晕耳鸣，心悸、气短乏力明显好转，大便成形，仍感腰酸痛，月经已净8日，睡眠仍欠佳，舌质淡红，苔薄白，脉细弱。守上方去苍术、炮姜、麦门冬、砂仁，加川断15g、枸杞子10g、酸枣仁10g、桔梗10g、枳壳10g，又服14剂。

1995年3月30日三诊，患者面色转红润，精神好转，言腰酸、睡眠等均大为好转。要求服中成药治疗，鉴此乃嘱服补中益气丸和人参归脾丸坚持治疗。

【按】脾胃病久，纳呆食少，气血匮乏；气血不足，四肢失养，心神不宁；中土不健，升降无权，统摄失职。是以出现本案诸症，如胃痛、头晕、寐差、乏力、月经量多等等。祝师抓住脾胃虚弱、气血不足、中气下陷的病机以补中益气汤加味治疗而取得良好效果。方中加麦门冬、五味子，与参相伍而成生脉散，补益气阴，养心安神；黄芪、党参、白术、茯苓、当归、升麻、柴胡、酸枣仁、枸杞子相伍，实具归脾汤之意，既可升阳止血、止泻，又可补益气血、养心安神。祝师临证施方用药规矩明，权衡清，方中套方，变化无穷，蕴意深刻。

例 4. 患者，女，40 岁，1994 年 9 月 22 日初诊。

患者于 1994 年 3 月发现大便中混有脓液和黏冻状物，排便时腹鸣、腹痛，肛门下坠，自服黄连素 1 个月不效。此后到医院检查大便常规见有大量脓、白细胞。直肠镜检示：直肠黏膜呈慢性炎症、充血水肿，伴轻度糜烂。确诊为慢性直肠炎。予氟哌酸等抗生素及中药治疗两月余，效果不明显。9 月 6 日化验大便常规白血球 40 ～ 50 个，大便培养（–）。

现大便成形，每日 1 ～ 2 次，便中挟有多量脓液及黏冻状物，便时肠鸣、腹痛，大便不爽，肛门下坠，身体消瘦，面色苍白，食少乏力，不耐劳累，胃脘不适，月经量多，舌质淡暗，脉弦细。

辨证：脾虚气陷，大肠湿热。

治法：补脾益气，升阳除湿。

处方：生黄芪 30g，党参 10g，苍术、白术各 10g，升麻 5g，柴胡 10g，陈皮 10g，木香 10g，黄连 5g，苏梗、藿梗各10g，白芷10g，白头翁30g，秦皮10g。每日1剂。

服药14剂，1994年10月6日复诊，言其胃脘舒适，大便脓液减少。守方加血余炭10g，再服28剂。后言大便黏液消失，仅带少量脓液，头昏、乏力、食欲均好转，仍感肛门下坠，复查大便常规白细胞8～10个。守方去苏梗、藿梗、白芷，加黄柏10g、生薏苡仁30g、桔梗10g、枳壳10g、乌梅10g，再服14剂。1994年11月17日复诊，大便无脓液，便时仍感腹痛、肛门下坠，舌质红，脉弦。脉证相参，虑其肝乘脾也，拟从肝脾不调、大肠湿热治之，取痛泻要方合香连丸加味。

处方：苍术、白术各10g，炒白芍20g，炒防风10g，陈皮10g，木香10g，黄连6g，桔梗10g，枳壳10g，生地榆30g，血余炭10g，生黄芪30g。

连服14剂，诸证告愈，大便常规白细胞0～4个，余均正常。

【按】本案属中医肠澼、滞下、休息痢之病证。《素问·太阴阳明论》云："食饮不节，起居不时者阴受之……阴受之则入五脏……入五脏则䐜满闭塞，下为飧泄，久为肠澼。"即指此病。病机多为标实本虚，虚中夹实，寒热并见。是例其虚为脾虚气陷，清阳不升；实为湿热内结，下注大肠。祝师首施以补中益气汤合香连丸、白头翁汤加减化裁，补脾升阳、清热燥湿，标本兼治，扶正祛邪。后随病机变化，即木乘土虚，肝脾失调，则于扶正治法中，改补脾升阳为补脾柔肝、调畅气机，同时坚持祛邪。一鼓作气，除恶务尽，从而速获良效。用血余炭者，《新修本草》云："疗……赤白痢"，祝师善用之，谓其"不仅止血，且能温涩大肠而止泻"。

（二）脾胃虚寒

本型多见于慢性胃炎、慢性肠炎和胃、十二指肠溃疡者。一般症见纳减腹胀，大便溏薄，四肢不温，神疲乏力，或脘腹隐痛，喜温喜按，或见面肢浮肿，小便不利，或妇女白带清稀而多，面色不华，舌质淡嫩，苔白滑，脉沉细或迟弱。治宜温中散寒，补脾和胃。常用理中汤（人参或党参、干姜、白术、炙甘草）、良附丸（高良姜、香附）等方加减治疗。

加减法：伴腹胀者，加厚朴、陈皮；伴便溏者，加茯苓、苍术、白术、诃子肉、肉豆蔻等；伴虚寒痛甚者，亦可加吴茱萸、荜茇等。

病案举例

例1. 患者，男，33岁，1994年11月23日初诊。

患者患胃病已两年多，曾于某医院就诊诊断为十二指肠球部溃疡、浅表性胃炎。近日胃脘疼痛，饥时加重，喜热饮食，按则痛缓，时泛酸，胃感灼热，手足不温，面色不华，疲倦乏力，纳食尚可，大便溏薄，舌质淡，苔白腻，脉弦细弱。

辨证：脾胃虚寒，中阳不振。

治法：温中散寒，和胃止痛。

处方：党参10g，干姜5g，白术10g，半夏10g，陈皮10g，黄连5g，吴茱萸10g，厚朴10g，元胡10g，神曲10g，生甘草10g，蒲公英20g。每日1剂。

连服14剂，1994年12月7日复诊，谓药后胃痛减轻，大便已成形，泛酸止，但空腹时仍有脘痛，且偶有呃逆，舌淡红，脉细弱。前方已中病机，二诊在前方基础上加木香10g、血余炭10g，又投14剂。1994年12月21日三诊，患者胃痛愈，大便成形，日一行，但仍稍有呃逆，舌淡红，脉细缓。为巩固疗效，守上方又服14剂而愈。

【按】患者属比较典型的脾胃虚寒证，故祝师治从理中汤加味。“理中者，理中焦”，中焦脾胃虚寒，中阳不振，以干姜温中散寒；党参益气补脾；干姜、党参相伍为主药，以温中补虚；佐白术、陈皮、厚朴、半夏、神曲健脾运脾，开胃进食，助干姜、党参以温中补虚、升清降浊，而复康；用左金以疏肝和胃、泻火止酸；加元胡、蒲公英以止痛消肿疗疡；再使以生草，既调和诸药，又缓急止痛。共奏温中补虚、和胃止痛之效。方中左金与血余炭相配伍，祝师于胃肠病常用之，谓其具有“疏肝和胃、止泻防腐”作用。

例2. 患者，男，39岁，1984年3月15日初诊。

患者患慢性腹泻两年多，经结肠镜检查为溃疡性结肠炎，曾用柳氮磺胺吡啶加激素治疗月余，症状明显改善，但停药后又复发。现大便黏滞不爽，每日3次左右，时见黏液和脓血，便前腹痛，里急后重，小腹冷痛，喜温喜按，神疲乏力，面色不华，小便正常，舌质淡胖有齿痕，苔黄腻，脉滑略数。

辨证：脾胃虚寒，湿热内蕴。

治法：温中散寒，清热除湿。

处方：生黄芪30g，白芍15g，生姜3片，大枣5枚，桂枝10g，白头翁30g，黄连10g，黄柏10g，蒲公英30g，紫花地丁10g，生甘草5g，炒槟榔10g。每日1剂。

6剂后复诊，谓其大便已达每日2次，但仍黏滞不爽，余症同前。综观脉证，初见成效，效不更方，原方继服6剂。

三诊言大便较前通畅，偶见黏液、无脓血，唯小腹冷痛同前，舌淡苔白略腻，脉细滑。其湿热已退，中焦虚寒为甚，易前方为附子理中汤加味。

处方：制附片10g，干姜炭5g，茯苓15g，苍术、白术各10g，怀山药10g，川厚朴10g，黄连5g，炒薏苡仁30g，炒莲子30g，生甘草6g，蒲公英30g。6剂。

四诊，大便已成形，每日2次左右，守上方加肉豆蔻10g、赤石脂10g、禹余粮10g，继服6剂。

五诊言大便每日1次，诸症均除，以原方配丸药巩固治疗。

【按】是例溃疡性结肠炎属于中医泄泻、痢疾范畴。系由饮食不节、不洁所致，湿热蕴结，下注大肠，从而为泻。但其病久，脾胃受损，虚寒中生，故神倦乏力，小腹冷痛，喜温喜按，面色不华矣。祝师以黄芪建中汤扶正温健脾阳；配白头翁汤清热燥湿以蠲湿热之邪，补虚逐邪，效颇明显。继又易建中汤为附子理中汤，以助温中扶阳；附子、干姜相伍，先后天之阳共复，补火生土；并配薏苡仁、莲子、山药等健脾益气、气阴两补，合之则阳生阴长，加速复元。方中黄连、蒲公英坚持施用，以清解热毒、防邪未尽，且其与肉豆蔻、赤石脂、禹余粮等相伍，清敛并用，涩不敛邪，标本合一也。

（三）肝胃不和（肝气犯胃）

一般此型患者多见于胆汁反流性胃炎，或胃肠溃疡伴慢性胆囊炎（结石）者。临床常见症为胸胁胀闷，烦躁易怒，胃脘胀痛，痛引两胁，嗳气吞酸，善太息，纳差，舌苔薄黄，脉弦。治宜疏肝和胃，理气止痛。常用柴胡疏肝散（柴胡、枳壳、香附、芍药、川芎、陈皮、炙甘草）、自拟调气对药方（桔梗、枳壳、薤白、杏仁）加减治疗。

加减法：疼痛甚者，酌情加沉香、木香、元胡、川楝子；伴反酸者，可选加瓦楞子、乌贼骨、黄连、吴茱萸；伴呕吐者，加旋覆花、代赭石；伴食积者，加焦三仙、莱菔子；若气滞胃脘胀满甚者，可选用厚朴、乌药、檀香、苏梗、莪术；若胃痛拒按，出现血瘀症者，加丹参、当归、元胡、川楝子，或以失笑散（五灵脂、蒲黄）加减；若出现口干口苦、心烦易怒、舌红苔黄等热象者，可以丹栀逍遥散（牡丹皮、山栀、柴胡、当归、芍药、白术、茯苓、薄荷、生姜、炙甘草）加减治疗。

病案举例

例1. 患者，女，30岁，1993年2月15日初诊。

产后1年，经常腹胀。1周前郁怒忿恚始发呃逆，频频不已，甚至夜间亦因呃逆而影响入睡，苦不堪言。呃声响亮，冲逆而出，胸胁胀闷，时时太息，口干，大便干燥，二三日一行，舌质淡红，苔薄白，脉沉细。

辨证：肝气犯胃，胃失和降。

治法：疏肝理气，降逆和胃。

处方：柴胡10g，枳壳10g，白芍30g，炙甘草6g，川芎10g，香附10g，陈皮10g，厚朴10g，桔梗10g，杏仁10g，薤白10g，柿蒂10g。每日1剂。

连服6剂，呃逆即止，口干减轻，大便通畅，仍感胸闷腹胀，并增腰酸腿软，守上方加川断15g、桑寄生20g，嘱服6剂，以巩固疗效。

【按】此案患者为呃逆症，中医古称之“哕”，系由胃气上逆所致。但细究之引发呃逆可因饮食失节、情志不遂，或久病、体虚脾肾阳虚，胃气衰败，或胃阴受损，胃失和降等造成。是例即属情志不遂，恼怒伤肝，肝气横逆犯胃，胃失和降而致者。祝师以柴胡疏肝散合调气对药方加厚朴、柿蒂治之，仅6剂即大功告成。祝师重在理气疏肝，以“必伏其所主，而先其所因”之治，次则降逆宽中止呃，以厚朴、柿蒂、枳壳、桔梗、杏仁、陈皮为用，是以效若鼓应。

例2. 患者，男，42岁，1984年12月9日初诊。

患者因工作，长期生活不规律，饮食不定时，且贪凉饮冷，自1978年始发胃脘疼痛，1979年经医院X线钡餐造影诊为胃溃疡，经服香砂养胃丸、胃速乐、普鲁本辛等药治疗，但病情时好时坏，胃脘痛反复发作。现其胃脘胀满，有时灼痛，每因饥饿或情志不遂时诱发疼痛，口干口苦，但思热饮，心烦易怒，大便不成形，舌淡，苔白腻，脉弦滑。

辨证：肝胃不和，寒热错杂，虚实兼杂。

治法：疏肝和胃，调理寒热，补虚泻实。

处方：柴胡10g，白芍10g，半夏10g，黄连5g，黄芩10g，党参10g，干姜10g，生姜3片，大枣5枚，生甘草5g，蒲公英30g。每日1剂。

连服6剂，复诊谓胃痛发作次数减少，情绪较前稳定，但大便仍不成形，舌脉同前。此乃肝气渐舒，气机尚调，然脾气虚未复，故于前方加茯苓30g，增白芍为20g，又投6剂。

三诊言药后大便成形，诸症均减。给予逍遥丸和参苓白术丸巩固疗效，并嘱患者要坚持治疗，生活规律，饮食有节。

【**按**】饮食失节，寒温失度，起居无常，久之则脾胃受损；脾胃受损，运化不及，升降失调；土病木乘之，是以肝胃不和，上热下寒，虚实兼杂，这是本案的病因病机。祝师以四逆散合半夏泻心汤加减主之，既疏肝和胃，又调理寒热，且和肝脾，泻实补虚，故获捷效。二诊用茯苓达30g，务在健脾利湿，湿从小便去则大便乃成形；增白芍为20g者，以之敛肝柔肝以止胃痛。方中始终配蒲公英者，祝师善用之，以其解疮疡之毒，而促愈合也。

例3.患者，男，54岁，1992年1月10日初诊。

患者近30年来每因进食不规律即诱发胃脘疼痛，持续数日而缓解。4年前经胃镜检查确诊为十二指肠球部溃疡，未予正规治疗。1周前因情志不遂，暴怒后发生胃脘剧痛，嗳腐反酸，频频呕逆，甚则饮水则吐，自服三九胃泰、胃舒平等无效而来就诊。

现胃脘胀痛或痉挛剧痛，呈痛苦病容。疼痛发作时捧腹弯腰，呃逆频作，进食则吐，吐物有酸臭气味，口干苦，心烦易怒，神疲乏力，小便黄赤，大便秘结，数日一行，舌质暗红，苔厚腐黄白相兼，脉弦紧。

辨证：肝气犯胃，中虚气逆。

治法：疏肝和胃，降逆止呕。

处方：旋覆花10g（包），代赭石30g（先下），党参10g，清半夏10g，生姜3片，大枣5枚，全瓜蒌20g，薤白10g，蒲公英30g，生白术10g，陈皮10g。每日1剂。

服药3剂，胃痛明显减轻，呕逆止，可少量进食。又服4剂，胃痛告愈，仅觉胀闷不舒。1月17日二诊，自诉口仍干苦，小便黄赤，大便秘结，舌苔白腻，脉弦细。辨证认为其肝胆郁热，肠腑不通，胃气渐和，治以清泄肝胆、通腑泄热，大柴胡汤加减主之。

处方：柴胡10g，黄芩10g，清半夏10g，枳实10g，生大黄5g（后下），生姜3片，大枣5枚，全瓜蒌20g，薤白

10g，陈皮 10g。

服药 7 剂，2 月 15 日随诊，大便通畅，诸证悉除。

【按】是例患胃病达 30 年之久，土虚木乘之，又受情志刺激，而“暴怒伤肝”，肝气犯胃，而致胃气上逆、腑气不通、中虚不运。祝师遵“胃宜降则和”“六腑以通为用”之旨，先以旋覆代赭汤加瓜蒌、薤白、陈皮、白术以镇肝理气，降逆化浊，扶正和胃；继则以大柴胡汤加味疏利肝胆，通腑泄热，俾阳明气顺而胃肠通利，少阳枢机畅而肝气条达，是以病愈。俗谓“久病多虚”，本案虚实兼夹，以实为主，祝师不囿俗论，从病情实际出发，辨证用药，清泻实热，一举收功，可谓胆识颇富也。

（四）脾胃不和，寒热错杂

本型患者多见于胃炎及胃溃疡病者，一般临床表现多见胃脘疼痛痞闷，或干呕恶心，泛酸，或呕吐，肠鸣便薄，口苦口干，舌苔薄黄，脉弦等。治宜健脾和胃，调理寒热，辛开苦降。常用半夏泻心汤（半夏、干姜、黄连、黄芩、党参、炙甘草、大枣）、钟乳石方（钟乳石 30g、肉桂 3g、黄柏 3g、蒲公英 30g、生甘草 6g）加减。

加减法：参考上述各型用药。

病案举例

例 1. 患者，男，68 岁，1994 年 6 月 29 日初诊。

患者素有胃痛病，8 年前经县医院 X 线钡餐造影和胃镜检查确诊为胃溃疡，几年来一直服中西药治疗，时好时坏，每年春秋季时好发作，饮食不慎亦会发作。

近日胃脘胀痛，口苦恶心，时泛酸呕吐，且伴嗳气，食欲不振，喜热饮食，四肢乏力，大便干燥，二三日一行，舌质偏暗，苔白腻，脉弦。

辨证：脾胃不和，寒热错杂，虚实兼夹。

治法：健脾和胃，调理寒热，补虚泻实。

处方：党参10g，黄芩10g，川黄连5g，干姜5g，半夏10g，蒲公英20g，白术10g，生甘草10g，炒枳壳10g，桔梗10g，杏仁10g，全瓜蒌20g。每日1剂。

连服7剂，1994年7月6日复诊，自诉服药后胃脘胀痛已除，恶心、呕吐已止，大便日一行，已不干，仍时有嗳气，口黏，舌苔微腻，质淡红，脉弦缓。守上方去桔梗、枳壳，加茯苓15g、苍术10g、陈皮10g，又服7剂。

1994年7月14日三诊，言诸症悉愈。希望服中成药治疗，巩固疗效。于是改为舒肝和胃丸、麻仁润肠丸。

【按】半夏泻心汤系张仲景《伤寒论·太阳篇》治疗痞证之方。其痞证之机理，即脾胃不和，寒热错杂，出现上热下寒，胃气不降，脾虚不运证候。祝师抓住胃肠疾病中脾胃失和、寒热错杂之病机关键，巧妙运用半夏泻心汤之辛开苦降、补虚泻实之作用，以芩、连清泻上热，以干姜、党参温中补虚；半夏之辛合姜之辛以开结，其苦合芩、连之苦以降浊，使中焦健运升降自如。本案祝师又佐之调气对药方，更令脾胃升降气机调畅，以促正复。瓜蒌之用，以其降气通便润肠，与黄连、半夏相伍，实具小陷胸之意，清热开结，通腑泻实也。可见祝师用药之精当，紧扣病机，弹无虚发。

例2. 患者，男，31岁，1991年4月22初诊。

患者自1983年以来经常上腹部疼痛，伴反酸、烧灼、胀闷。1987年因疼痛加重行胃镜检查诊为十二指肠球部溃疡，予口服甲氰米胍、雷尼替丁等西药治疗，症状能控制，停药则复发。1988年、1990年曾两次因消化道出血住院治疗。近4个月来中上腹疼痛伴灼热不适，进食后痛热更显，且时泛酸，口干不思饮，上半身燥热而腰以下畏寒，大便如常，舌质红，苔薄白，脉沉细弦。

辨证：脾胃不和，寒热错杂。

治法：健脾和胃，辛开苦降。

处方：清半夏10g，淡干姜5g，黄芩10g，黄连5g，党参10g，生甘草6g，大枣5枚，白术10g，厚朴10g，陈皮10g，神曲15g，佩兰10g。每日1剂。

尚未服药，于1991年4月26日本院胃镜检查诊为：十二指肠球炎伴浅表性胃炎。患者带方回当地服药半个月，言自觉胃脘疼痛、灼热、泛酸均有好转，进食较佳。继服上方1个月，上半身燥热及腰以下畏寒消失。1991年7月29日来诊，仅觉胃脘仍略有不适，余症已不明显。易方以香砂六君子汤加蒲公英、鸡内金等再服20余剂。1991年8月23日复诊，自述本病有所反复，舌暗红，苔白，脉弦。考虑湿热未净，温补过早之故，仍守1991年4月22日初诊方，去神曲、佩兰加茯苓10g，又服14剂，病乃告愈，1年后随诊，未再复发。

【按】祝师尝云："慢性胃病日久，单纯寒热证少见，虚实寒热夹杂者多见。"本案即属后者，故祝师以半夏泻心汤合平胃散加减，辛开苦降调其寒热之错杂，参、术、枣、草健脾益气补其虚；厚朴、陈皮、佩兰等芳香化浊，行气破滞。但其补之过早，而余邪作祟乃病复。师洞察之，当机立断，杀一回马枪而病告罄。

（五）湿热蕴结（胃肠湿热）

此型多见急性胃炎、急性肠炎、菌痢等患者，一般临床表现主要是脘腹痞闷，纳呆呕恶，厌油腻饮食，便溏不爽，或大便脓血，里急后重，肢体困重，身热不扬，汗出而热不解，口渴而不多饮，舌苔黄腻，舌质红，脉濡数，或滑数。治宜清热利湿，和胃健脾，燥湿止痢。常用白头翁汤（白头翁、黄连、黄柏、秦皮）、平胃散（苍术、厚朴、陈皮、炙甘草）等方加减。

病案举例

例1.患者，男，59岁，1991年3月18日初诊。

患者1967年曾患“黄疸性肝炎”，嗣后进食油腻则脘痞、腹泻。自1984年以来症状加重，稍食油性食物则恶心欲吐，右胁不适，逐渐食欲减退，多次查肝功能、B超及有关检查无异常发现，先后服多种帮助消化药物而效终不显。1988年2月肝穿刺病理报告示：不排除病毒性肝炎。当年11月19日胃镜检查诊为慢性萎缩性胃炎。先后予肝泰乐、维酶素、三九胃泰等治疗，病情时轻时重。乃求治于中医。

现仍进食油腻食物即感脘腹痞闷或疼痛，右胁不适。恶心欲吐，以致不能食鸡蛋、牛奶、各种肉食，甚至炒菜。饮食日衰，每日主食仅100～150g。神疲乏力，腰背酸痛，畏寒肢冷，夜间盗汗，口干口苦，足跟疼痛，睡眠不实，大便偏干，但食油腻则大便溏泄不爽，舌质暗红，苔白腻，脉沉滑。

辨证：湿热中阻，脾肾不足，寒热错杂。

治法：清热燥湿，暖脾和胃。

处方：生甘草10g，半夏10g，干姜5g，黄芩10g，黄连5g，党参10g，当归15g，白芍30g，苍术10g，厚朴10g，陈皮10g。每日1剂。

服药半个月，脘痞减轻，但乏力殊甚，夜间盗汗，乃易方以黄芪建中汤合杞菊地黄汤加减治疗半月，未见显效，诸症同前。

重审辨证：厌食油腻，脘痛痞闷，纳呆呕恶，虽属脾胃升降失权所致，但其腰膝酸软、畏寒肢冷、盗汗多梦、足跟疼痛则为肾阴阳两虚之故，苔腻脉滑，口干苦又属湿热中阻，气机不畅所为。故证属肾阴阳两虚，中焦湿热气滞。拟桂枝加龙骨牡蛎汤合调气对药方化裁以调和阴阳，行气和中。

处方：桂枝 10g，白芍 30g，炙甘草 6g，生龙骨、牡蛎各 30g（先下），生姜 3 片，大枣 5 枚，生黄芪 30g，桔梗 10g，枳壳 10g，杏仁 10g，薤白 10g，陈皮 10g，炒神曲 15g。每日 1 剂。

药进 30 余剂，乏力、腰痛、足跟痛、畏寒肢冷、夜间盗汗均消失，入睡极佳，脘痞恶心均减，能进少量油腻食物。现胃脘偶有作痛，大便干燥，数日一行。舌偏红，苔薄白，脉细弦滑。

辨证为肝胃不和，三焦气滞，以柴胡桂枝汤合调气对药方加减。

处方：柴胡 10g，黄芩 10g，党参 10g，半夏 10g，桂枝 10g，白芍 30g，炙甘草 6g，生姜 3 片，大枣 5 枚，桔梗 10g，枳壳 10g，薤白 10g，全瓜蒌 20g。每日 1 剂。

以上方加减治疗 2 个多月，诸症基本告愈，进食炒菜及少量油腻之物亦无不适。1 年后随诊，未再复发。

【按】本例病机似颇复杂，实未离以中焦为主的病理变化，患者早年曾患肝病（炎）乃属中医湿热为害，但其邪未予根除，后又病胃病（炎），所谓“木病及土”也。因此湿热中阻，气机不畅，为邪患的一方面；病日迁延，阴阳失调，脾肾阳虚，而为正虚的一方面。扶正祛邪，寒热并用，故祝师以甘草泻心汤合平胃散加减主之既而见效。惜其未加用扶阳合阴之品，是以二诊再予审证，先扶正以调和阴阳、理气和中，以桂枝加龙骨牡蛎汤合调气对药方主之则效巨显，继之以柴胡桂枝汤合调气对药方加减施治以疏肝和胃、理气和中而善后康复。不难看出，祝师深谙仲景之学，活用经方，“青出于蓝而胜于蓝”也。

例 2. 患者，男，1993 年 8 月 10 日初诊。

患者平素胃弱食少，身体消瘦。近 1 年多来胃脘痞闷，嘈杂不适，食后加重，经常呃逆频作，大便不成形。某医院胃镜检查诊断为慢性萎缩性胃炎和反流性食管炎。经口服三九胃泰、吗丁啉等药半年无明显效果。

现胃脘痞闷，嘈杂不适，食后加重，咽喉如物梗阻，甚则干呕反胃，呃逆嗳气则舒，乏力消瘦，口干不思饮，喜热食，大便尚成形，舌淡暗，苔白腻，脉沉弦。

辨证：湿浊中阻，脾胃不和，气机郁滞。

治法：燥湿化浊，调畅气机，降逆和胃。

处方：旋覆花 10g（包），代赭石 30g（先下），沙参 15g，半夏 10g，白术 10g，厚朴 10g，陈皮 10g，桔梗 10g，枳壳 10g，杏仁 10g，薤白 10g，菖蒲 10g，佩兰 10g，蒲公英 20g，生甘草 10g。

1993 年 9 月 21 日复诊，服药 1 月余，胃脘痞闷减轻，进食增加，仍时有干呕，近日舌尖溃疡疼痛，口干思饮，舌红，脉弦滑。证为气郁化火，乃易方丹栀逍遥散加减以疏肝和胃，清热泻火。

处方：牡丹皮 10g，黄芩 10g，柴胡 10g，薄荷 6g，当归 10g，白芍 10g，茯苓 15g，白术 10g，厚朴 10g，陈皮 10g，桔梗 10g，枳壳 10g，沙参 15g，麦门冬 10g，五味子

10g，蒲公英 20g，生甘草 6g。

1993 年 10 月 19 日复诊，言舌尖溃疡疼痛、口干告愈，但呃逆频发，拟原方加丁香 3g、柿蒂 10g，再服半月。

1993 年 12 月 14 日四诊，告药后诸症均愈而停药，近 1 周又有反复，口干口黏纳差，咽若物梗，脘痞呃逆，乏力体倦，矢气多，舌暗红，苔白，脉沉细。证属中虚气滞，湿浊内阻，胃气上逆。治以益气健脾，和胃降浊，调畅气机。用五味异功散合调气对药方加味主之。

处方：党参 10g，白术 10g，茯苓 10g，炙甘草 6g，陈皮 10g，丁香 3g，柿蒂 10g，桔梗 10g，枳壳 10g，薤白 10g，杏仁 10g，炒神曲 10g，菖蒲 10g，佩兰 10g，升麻 5g。

服药 1 个月，诸症均减，复查胃镜为：胃部浅表性胃炎、萎缩性胃炎、食管炎。以上方加减连服 10 个月，诸症告愈，再次胃镜复查仅为浅表性胃炎，食管炎已愈。

【按】是案之辨治，祝师先以旋覆代赭汤合平胃散、调气对药方化裁除湿浊、调气机、扶胃气，而去病半；继之以丹栀逍遥散合平胃散、生脉散加减调和肝胃，清泻心肝之火且养气阴；终以五味异功散合调气对药方、柿蒂汤加减扶正固本，调气和胃而收功。不难看出，祝师对脾胃中焦之病尤重气机升降。脾为阴土，喜燥恶湿，主升清健运；胃为阳土，喜湿恶燥，主降浊和顺。脾胃仓廪之官，阴阳升降，健运和顺，全赖气机之通畅。先生洞握玄机，诚谓学验俱富。

（六）胃阴亏损

本型患者多见于萎缩性胃炎、胃肠溃疡病之久久不愈者。临床一般表现为口干舌燥，饥不欲食，或干呕呃逆，胃痛嘈杂，或脘痞不适，大便干燥，舌红苔少或无苔少津，脉细数或细弦。治宜养阴益胃。常用一贯煎（生地黄、沙参、麦门冬、枸杞子、当归、川楝子）、玉女煎（生石膏、知母、熟地黄、麦门冬、牛膝）、益胃汤（沙参、麦门冬、生地黄、玉竹、冰糖）等方加减治疗。

病案举例

患者，女，42 岁，1985 年 5 月 5 日初诊。

患者胃脘痞闷不舒已 5 年多，经医院胃镜检查诊断为萎缩性胃炎，并伴有贫血。现胃脘痞满，食欲不振，食后腹胀，面色皖白，神疲乏力，口干思饮，口中乏味，舌质偏红无苔少津，脉细。

辨证：胃阴不足，气血两虚。

治法：滋养胃阴，益气养血。

处方：生地 10g，沙参 10g，枸杞子 10g，麦门冬 10g，当归 10g，川楝子 10g，乌梅 10g，木瓜 10g，生山楂 15g，党参 10g，白芍 10g，生甘草 5g。每日 1 剂。

二诊言服药 6 剂，口干减轻，余症同前，守方再服 6 剂。

三诊自诉胃脘痞满减轻，食欲渐增，但食后仍感腹胀。胃气初复，脾健未及，乃守上方加炒白术 10g 以健脾运化。

6 剂后复诊，喜曰诸症均减，但观其面色仍不华，且肢倦乏力，舌淡红少苔，脉沉细。其胃阴虽已复生，但气血不足尚待时日，故易补益气血为主，择圣愈汤加味主之。

处方：生黄芪 30g，党参 10g，当归 10g，川芎 10g，赤芍、白芍各 10g，生地、熟地各 10g，乌梅 10g，木瓜 10g，生山楂 10g，生甘草 5g。每日 1 剂。

连续服用 18 剂，复诊谓其乏力、肢软疲倦消除。乃将原方配成丸剂，继续服用，以巩固疗效。

【按】本例萎缩性胃炎者，属中医胃阴亏虚、气血不足之证。因其胃酸分泌减少，消化力弱，是以胃脘痞满、纳呆、苔少口干；久则生化匮乏，气血无源，乃见贫血貌也。祝师以一贯煎加味，既益胃阴又滋肾水涵木，以柔肝抑木而保胃也。先后天并治，则生生不息。方中加乌梅、木瓜、生山楂者，祝师综合中西药理，认为其具“和肝脾、养胃阴、开胃生津”之功用，临证用于胃阴不足，消化无力，食欲不振（胃酸减少）者尤佳。

（七）脾肾阳虚

本型患者多见于胃、十二指肠溃疡病、慢性胃炎、慢性结肠炎患者。一般临床表现为面色晄白或晦暗，畏寒肢冷，腰膝或小腹冷痛，或胃脘疼痛绵绵，或久痢久泻，或五更泄泻，或完谷不化，或面浮肢肿，小便清长，舌淡胖嫩，苔薄白水滑或白腻，脉沉迟无力或沉弦尺弱。治宜暖脾温肾，补火助阳。常用附子理中汤（附子、党参、白术、干姜、炙甘草）、四神丸（补骨脂、吴茱萸、肉豆蔻、五味子）、金匮肾气丸（桂枝、附子、熟地黄、山茱萸、泽泻、山药、茯苓、牡丹皮）、自拟钟乳石方加减。

病案举例

患者，男，29岁。

主诉：患胃脘痛8年多。1974年在某医院经X线钡餐检查确诊为十二指肠球部溃疡。常服用止痛、制酸的西药和疏肝和胃的中药，但均疗效欠佳。每于饥饿时或饭后4小时左右疼痛就发作，胃脘发胀，痛及两胁，甚则呕吐，得食则缓，遇冷则甚，喜温喜按，嗳腐吞酸，大便干，小便黄，手足欠温，寐差，舌苔黄腻，舌质偏红，脉弦浮而尺弱。

辨证：脾胃不和，寒热错杂，命火不足。

治法：温肾暖脾，泻热调气。

处方：钟乳石 30g，肉桂 5g，黄柏 10g，蒲公英 30g，生甘草 6g，木香 10g。每日 1 剂。

6 剂后复诊，即见患者气色较前好转，胃痛明显减轻，发作次数减少。唯感胸胁苦满，舌红苔薄黄。守上方加柴胡 10g、郁金 10g 以疏肝理气，又服 12 剂。

三诊，患者述胃痛近 2 周以来未发作，纳食增加，睡眠转好，余症亦除。又嘱原方再服 6 剂以资巩固，嗣后未再复发。

【按】祝师尝谓：《素问·水热穴论》有“肾者，胃之关也”之论，明代医家李中梓有“精血之司在命门，水谷之事在脾胃，故命门得先天之气，脾得后天之气也，是以水谷之海，本赖先天之气”之说，即谓肾、命门具有温养脾胃作用。是例表现虽以脾胃不和、寒热互见为主象，但胃痛遇冷则甚、喜温喜按、手足欠温等又显脾肾阳虚，命火不足之候。故祝师从脾肾论治，以钟乳石补火生土，为主药；肉桂配黄柏，可泻热纳气，引相火以归元；木香顺气和胃，蒲公英、生甘草生肌敛疮而为佐使。诸药共奏温肾暖脾、和胃止痛之效。正所谓“审其阴阳，以别柔刚，阳病治阴，阴病治阳，”求其所属也。土虚则肝乘之，是以二诊后方中又加柴胡、郁金以疏肝理气，俾脾胃和顺无克而康复。是可见先生理论精邃，造诣尤著，硕果不凡。

妇科病治疗经验

祝师从事医疗、教学、科研60余年，学验颇丰，不仅于糖尿病、脾胃病等尤有造诣，而于妇科病之诊疗亦经验甚富，成绩斐然。

一、痛经治疗经验

（一）对痛经的认识

痛经是妇女常见病之一，亦称经行腹痛，严重者多伴恶心呕吐、手足厥冷、出虚汗，甚至昏厥，好发于中、青年妇女。西医按病因分为原发性痛经与继发性痛经两类。原发性痛经与子宫内膜周期性释放致痛物质前列腺素有关，继发性痛经多与子宫内膜异位症及子宫腺肌病等有关。对该病之治疗，目前中医论治效果较好。

祝师认为，妇女以血为主，月经为血所化生，月经正常与否与气血充盈、流畅有密切关系。痛经可由多种原因引起，但祖国医学认为其发生则有一个共同的病理基础，即脏腑功能失调，导致气血运行不畅，气滞血瘀，胞脉受阻，不通则痛。对痛经证候之辨识，祝师崇倡明·张介宾之虚实说，谓“实痛者多痛于未行之前，经通而痛自减；虚痛者多痛于既行之后，血去而痛未止，或血去而益甚。大多可按可揉者为虚，拒按拒揉者为实。有滞无滞，于此可察，但实中有虚，虚中亦有实，此当于形气禀质兼而辨之”（《妇人规》）。于是，他将痛经分经前痛、经间痛、经后痛三种，提出经前痛、经间痛者多属实证，经后痛者多属虚证；痛而拒按者属实，喜按者属虚；刺痛为热为瘀，绞痛为寒为虚；痛甚于胀者为血瘀，胀甚于痛者为气滞；腰腹坠痛属气虚，绵绵作痛属血虚。治疗原则以通气血为要：气虚者补之，血虚者养之，寒凝者温之，热结者清之，血瘀者逐之，气滞者行之，经脉充盈和经血流畅则痛经自除。

（二）痛经的辨证与治疗

祝师认为，痛经之属经前痛和经间痛者一般以气滞血瘀、寒客胞脉者居多，临床大体分气滞、血瘀、寒凝、热郁、气血两虚五型。

1. 气滞

多由情志不遂、肝郁气滞所致。主要临床表现为下腹胀痛，甚或痛引两胁，乳胀或乳痛，胸闷太息，烦躁易怒，经行不畅，月经量少或有血块，行经后疼痛可缓解或消失，舌质偏红或暗，脉弦。治宜疏肝行气，活血止痛。常用柴胡疏肝散合金铃子散（川楝子、延胡索）为主方加减治疗。

加减法：小腹疼痛甚者，加橘核、荔枝核；小腹胀甚者，加乌药、木香；恶心呕吐者，加半夏、生姜；经行血块多者，加丹参、益母草；大便秘结者，加桃仁、当归、大黄等。

病案举例

患者，女，28岁，已婚，1979年7月7日初诊。

患痛经8年许，月经周期（$14\frac{7}{30}$天），经量偏多，色鲜红有血块。经期小腹剧痛3天，需服止痛片，有时需注射安痛定，休息五六天。伴腰痛，全身发凉。近1年服氟灭酸，效果亦不明显。初服中药好转。1972年因经期生气，痛经病作。结婚1年多，未生育，痛经亦未减，舌尖红，脉弦滑。西医诊断为原发性痛经。

辨证：肝郁气滞，血瘀胞宫。

治法：疏肝理气，活血止痛。

处方：柴胡10g，当归10g，赤芍、白芍各10g，陈皮10g，香附10g，川芎10g，丹参15g，益母草15g，炒蒲黄10g，乌药10g，炙甘草6g，五灵脂10g。经期服用，每日1剂。

平时服丸药疏肝止痛丸、茴香橘核丸。共调治4个月经周期，痛经消失。于1980年2月11日因停经50天，妇科检查诊断为早孕。

【按】是例属经间痛者，病因病机明确，情志不遂，肝郁气滞，气滞则血瘀，胞脉瘀阻，不通则痛。是以祝师拟疏肝、行气、活血之法，取柴胡疏肝散、失笑散、正气天香散化裁治之。经期内服，速以理气活血，调经止痛；平日以丸缓，疏理肝经气血，调畅气机，化瘀散结，以善经后。气顺血和，故经痛止。月事以和，故妊子也。

2. 血瘀

凡气滞痛经病久不愈，乃结为血瘀。症见经行小腹疼痛剧烈难忍，刺痛拒按，乳房、胸胁胀痛，经色黑紫有血块，舌质暗有瘀点或瘀斑，舌下静脉青紫，脉沉涩。治宜活血化瘀，行气止痛。常用血府逐瘀汤为主方加减，如痛甚血块多者，加生蒲黄、五灵脂、乳香、没药及香附、益母草、鸡血藤等。

病案举例

患者，女，27岁，已婚，1994年8月24日初诊。

患痛经近2年，2年前曾生育一胎。自生育后，月经出现错后四五日，并伴小腹胀痛，腹痛愈来愈重，近1年来，每逢月经全靠止痛药治疗，甚则出现手足发凉、恶心，经色黑紫带血块，心烦易怒，两乳胀痛，影响睡眠。曾往某医院妇科诊疗，诊为子宫内膜异位症。

刻诊为行经第一天，痛苦面容，小腹痛胀拒按，手足欠温，腰酸痛，微恶心不思食，经色紫黑带块，舌质发紫暗，舌下静脉青紫，苔薄白，脉弦涩。服用止痛片后前来就诊。

辨证：气滞血瘀，瘀阻胞脉。

治法：行气活血，祛瘀止痛。

处方：柴胡10g，桔梗10g，枳壳10g，桃仁10g，红花10g，川芎10g，赤芍、白芍各10g，当归10g，生地、熟地各10g，益母草20g，川断15g，生蒲黄10g（包），五灵脂10g，生姜3片，炙甘草6g。经期服用5剂，每日1剂。

1994年8月30日复诊，言药后腹痛大减，诸症皆除，今月经已净，经期间血量偏多，色由黑转红，血块由多变少渐无。面色红润，精神已佳。嘱服丸药，于经后服，下次月经前一两日再就诊。丸药用加味逍遥丸、茴香橘核丸。

1994年9月25日复诊，自诉月经要至，现小腹有胀痛感，两乳发胀，心烦躁，自感比以前经来时病症减轻，舌质偏暗，苔薄白，脉弦。拟前方6剂，嘱即可服，并于经后仍服用丸药治疗。

1994年10月24日复诊，患者喜告，今日月经已至，腹痛、乳胀、心烦等诸症均大为减轻，睡眠、饮食均正常。乃以逍遥散合四物汤化裁5剂而告终。

【按】是案痛经西医诊为子宫内膜异位症，但经中医药治疗，疗效颇著。实系产后摄养不慎、气滞血瘀所致。《内经》谓“治病必求其本”。祝师从理气活血祛瘀入手，所谓“肝藏血”“主疏泄”，肝失条达，气郁则血行不畅，久而成瘀，不通则痛矣。拟王氏血府逐瘀汤去牛膝加失笑散、川断、益母草等药而病大衰，经后又嘱服加味逍遥丸等。不难看出，从肝论治妇科病乃是一大法则，诚如傅山所云：“经欲行而肝不应，则拂其气而痛生”。

3. 寒凝

临床以青年妇女为多，系由贪凉饮冷或经期冒雨涉水等，以致寒湿客于胞脉，血得温则行，遇寒则凝，寒凝血滞，胞脉不畅，不通则痛。症见少腹冷痛，月经错后，经量不多，疼痛拒按，遇寒则甚，得温则舒，痛甚时手足冰冷，或见大便溏薄，头痛，呕恶，舌紫暗，脉沉紧。治宜温经散寒，活血化瘀。常用艾附四物汤（艾叶、香附、当归、熟地、川芎、芍药）加乌药、炒茴香、延胡索、橘核各10g、荔枝核15g治疗。若寒多于郁，用《金匮》温经汤（川芎、芍药、当归、党参、阿胶、桂枝、牡丹皮、半夏、麦门冬、炙甘草、吴茱萸、生姜）加减；若瘀甚于寒则以少腹逐瘀汤（小茴香、干姜、延胡索、五灵脂、蒲黄、没药、当归、川芎、官桂、赤芍）加减。

病案举例

例1. 患者，女，28岁，1990年9月28日初诊。

自诉患经行腹痛已10年，加重4年，初潮14岁，经期尚准，经量少，4天即净。自1980年以来，经前2天即乳胀，小腹疼痛，便溏，经来时腹痛明显，伴腰痛、头痛、恶心呕吐，服止痛药可缓解。近4年来痛经加重，服止痛药亦不甚效，妇科检查诊断为子宫内膜异位症。于1988年结婚，婚后怀孕，2个月后自然流产，至今未再孕，末次月经8月29日。

现经行第三天，小腹胀痛下坠，喜暖恶冷，头痛、恶心，不思饮食，腰酸痛，大便溏薄，月经色黑量少不畅，平日白带多，神疲乏力。舌质淡红，边有瘀斑，脉细滑。

辨证：气滞血瘀，寒凝胞脉。

治法：温经散寒，行气活血。

处方：艾叶10g，香附10g，当归10g，川芎10g，生地、熟地各10g，赤芍、白芍各10g，橘核10g，荔枝核15g，柴胡10g，白蒺藜10g，苍术、白术各10g，白芷10g，川断10g，枸杞子10g。5剂，水煎服。

1990年10月29日复诊，言月经于25日来潮，服用前方后腹痛减轻，未再感头痛、恶心，仍有腰痛，小腹发凉。舌淡暗，脉沉细。嘱早服茴香橘核丸6g，晚服安坤赞育丸1丸，共用20天。

1990年11月30日三诊，诉其经行未再腰痛，但经量仍少，色暗，近两天白带量多，腰膝酸软，舌淡暗，苔薄白，脉沉细。脉证合参，是为脾肾两虚，寒湿下注之故。拟傅氏完带汤加减以补肾健脾、燥湿止带。

处方：苍术、白术各10g，党参10g，柴胡10g，白芍10g，荆芥炭10g，陈皮10g，车前子10g（包），炙甘草6g，橘核10g，荔枝核10g，川断10g，枸杞子10g。每日1剂。

连服14剂，言药后白带止，诸症悉减。经用上法调治半年多，1992年2月10日因流产后3年未孕来诊，祝师又施以促孕方配丸药，服药3个月即怀孕，后喜得一子。

【按】《妇人大全良方》云："妇人经来腹痛，由风冷客于胞络冲任。"本例系属于此，寒湿侵袭，脾肾受损，脾虚肝乘。故脾失健运，生化怠惰，湿浊下注；肝失条达，气机不畅；肾气不足，胞宫不温，而生诸症。祝师先以温经散寒、行气活血法，择艾附四物汤加川断、枸杞子、柴胡、橘核、荔枝核、苍术、白术、白芷等以温经治血为主，兼顾脾肾；待经血稍安，继治脾肾，以固先后天之本。先后二天得健固，从而生化无穷，气血有源，妊子有望也。

例2. 患者，女，22岁，未婚，1979年4月7日初诊。

患痛经已5年，月经周期（$13\frac{6\sim7}{25\sim50}$天），经量偏多，色暗红有血块。经期小腹中部绞痛，每次均需用止痛片，有时需休息。痛甚时全身汗出，乏力、头晕、心悸、腰痛，小腹及下肢发凉，睡眠欠佳，梦多，二便尚调，舌质淡暗，脉细滑。西医诊为原发性痛经。

辨证：寒凝血滞，兼伴气虚。

治法：温经散寒，活血止痛，补益气血。

处方：柴胡10g，当归10g，白芍10g，川芎10g，陈皮10g，香附10g，丹参15g，炒蒲黄10g（包），艾叶10g，乌药10g，吴茱萸3g，五灵脂10g，炙甘草6g。经期服药，每日1剂。

平时嘱服丸药人参归脾丸、艾附暖宫丸。共治疗3个月经周期，痛经消失，伴随诸症亦好转。

【按】此案年少，其痛经之发多与平素或经期饮冷贪凉有关，起居不慎而致寒邪侵客胞脉，血寒则经滞不通，不通则痛。寒邪伤阳，中阳不振则脾运失健，而气血不足，是以头晕、乏力矣；肾阳不足，则腰痛、下肢不温。祝师以艾附暖宫丸合正气天香散、失笑散三方化裁，既温经散寒，祛瘀止痛，又温脾肾之阳，令肝气条达。平日并配人参归脾丸服用，以补益气血，令脾健而生化不息矣。

例3. 患者，女，40岁，未婚，1994年8月19日初诊。

患痛经20年，加重2年。月经初潮15岁，行经正常，自20岁始患痛经，逐年加重。近两年尤为明显，今年5月12日妇科检查确诊为子宫肌腺病、多发性子宫肌瘤、双侧卵巢囊肿，未予特殊治疗。

现行经第一天，腹痛剧烈，畏寒肢冷，腰痛如折，大便不成形，痛甚则恶心欲吐，心烦纳呆。末次月经8月1日，量少不畅，伴血块，5天干净，舌淡暗，脉细弦。

辨证：气滞血瘀，寒凝胞脉。

治法：行气活血，温经散寒。

处方：艾叶10g，香附10g，当归10g，川芎10g，生地、熟地各10g，白芍10g，橘核15g，荔枝核15g，乌药10g，元胡10g，炒茴香10g，川断15g，女贞子10g。每日1剂。

连服7剂，8月26日复诊，言其昨日经至，腹痛明显减轻，小腹不胀，但乏力神疲，腰膝酸软，舌质红，脉细滑。守上方去乌药、女贞子，加桑寄生20g、菟丝子10g，再服7剂。并嘱经净后，早服茴香橘核丸6g，晚服杞菊地黄丸1丸，共20天。

1994年9月23日复诊，告其已经行2日，腹痛不明显，亦未畏寒肢冷，现头痛头晕，乏力腰酸，脉细舌淡。据其脉证，乃气血不足、血不上荣之故也，拟补中益气汤合艾附暖宫丸加减主之。

处方：生黄芪30g，党参10g，白术10g，升麻5g，当归10g，陈皮10g，炙甘草6g，荆芥炭10g，艾叶炭10g，香附10g，元胡10g，川断15g，桑寄生20g，菟丝子10g。经间期服5剂。

经后继服茴香橘核丸、杞菊地黄丸20天，2个月后随诊，痛经告愈。

【按】本例患痛经多年，子宫、卵巢均有病变，影响月经之正常生理变化。中医辨证审因，乃为寒凝气滞，血瘀胞脉，故祝师施予艾附四物汤加味而痛经缓。患者年近六七，且久病多年，虚从中生，气血不足，是以出现经期中头痛头晕、乏力腰酸等症。祝师洞察病机，及时调整治案，以补中益气汤和艾附暖宫丸方，意在益气升阳和血，脾肾并治固经。并始终坚持经后温经调气散结、补肝肾益精血。本案之治攻补兼施，通中有补，补中寓通，诚良法也。方中橘核、荔枝核配伍者，祝师多喜用，认为"伍用祛寒止痛，消肿散结"，每以盐炒之，常用于阴囊、睾丸、卵巢肿瘤、积聚及乳腺增生、虚寒带下、气滞血瘀所致少腹刺痛症。

4. 热郁

肝郁化火或湿热内蕴，灼伤血液，使血黏稠而血行不畅，多见于盆腔有炎症者。症见少腹痛有灼热感，月经提前，经量或多或少，有血块，口干，烦躁，大便干，小便黄。平素白带量多黏稠，腥臭味，舌质红绛，苔黄腻，脉滑数。治宜清热凉血，化瘀止痛。常用桃红四物汤加黄连5g，牡丹皮、香附、莪术、延胡索各10g。若带下腥臭，加败酱草30g、地骨皮15g，以加强清热解毒之力；湿重者，加茯苓、薏苡仁等。

病案举例

患者，女，31岁，已婚，1994年4月26日初诊。

患痛经3年多，经来小腹疼痛有灼热感，月经提前3～5天，经色深红或黑带血块，量较多，质地黏稠，口干渴欲饮凉水，心烦急躁，大便偏干而不爽，平素白带多色黄稠有臭味，伴少腹隐痛。曾多次往县医院妇科治疗，诊为子宫内膜炎、附件炎，用抗生素等治疗，但时好时复，未能明显好转。

现值月经来潮第二日，小腹胀痛灼热感，经色红绛，伴黏稠块状物，量较多，口干欲饮，腰酸如折，小便发黄，大便偏干，舌质红绛，舌苔黄腻，脉弦滑。

辨证：肝经郁热，湿热下注。

治法：清肝凉血，利湿解毒，调经止痛。

处方：桃仁10g，当归10g，赤芍、白芍各10g，生地、熟地各10g，草红花10g，牡丹皮10g，黄连6g，香附10g，焦山栀10g，川楝子10g，元胡索10g，苍术、白术各10g，车前子10g（包），川断15g。

服用5剂，5月2日复诊，于4剂时经止，服药后腹痛缓解，灼热感减，口干欲饮亦减轻，大便日一行成形。舌淡红，苔薄黄微腻，脉弦细滑。虽其经期已过，但肝经郁热、湿热之邪未尽，宜清肝热、化湿浊以解毒止带。拟傅氏完带汤加减主之。

处方：赤芍、白芍各10g，黄柏10g，败酱草30g，陈皮10g，山药10g，柴胡10g，车前子10g，牡丹皮10g，桑寄生20g，川断15g，荆芥炭10g，苍术、白术各10g，橘核、荔核各10g。

上方服18剂，于5月20日复诊，现小腹胀痛，心烦，两乳亦有胀感，有月经近日将至感，服上药后白带大减，臭味亦减，舌质淡红，苔薄白黄，脉弦滑。守初诊方6剂再服。药毕，其经乃止，腹痛、口干、腰痛等诸症均好转，虑其应坚持治疗，方能获良效，嘱之继服5月2日方，清热解毒，健脾益肾，燥湿止带。如是治疗4个月经周期，患者痛经基本告愈，妇科检查子宫内膜炎已愈，附件炎亦减轻。

【按】此例属感染炎症而病痛经者，中医辨证为肝经郁热、湿热内蕴之证。祝师从清热凉血、解毒消炎入手，施桃红四物汤合金铃子散加黄连、山栀、牡丹皮、香附等治之，药中病机，服之即效显；继之以清热解毒、燥湿止带兼健脾益肾之完带汤加味，既攻邪又扶正，双管齐下。如是4个周期施治，而此案基本告愈。可见祝师治此病不仅能立挫病势，因势利导，令邪热从经血而去，还能坚持治疗，攻邪务尽，祛邪扶正两相宜。

5. 气血两虚

脾胃素弱，或饮食劳伤等损伤脾胃，以致生化不足，气血虚弱。一般临床主症为经前或经期小腹隐隐作痛，喜按，月经量少色淡质薄，神疲乏力，面色萎黄或㿠白，纳食不佳，舌淡苔薄白，脉细弱。治宜补气养血，调经止痛。常以圣愈汤（黄芪、党参、当归、地黄、芍药、川芎）、补中益气汤（黄芪、党参、陈皮、当归、升麻、柴胡、白术、甘草）加减治疗。

病案举例

患者，女，36岁，1994年10月5日初诊。

病者经行腹痛1年多。平素饮食欠佳，身体虚弱，肢倦乏力，睡眠不佳，月经色淡，历时6天，量一般，时头晕心悸，耳鸣如蝉。现值经期，小腹绵绵作痛喜按，腰酸痛，经色淡红，量偏多，头晕、心悸、少寐，食不甘味，面色萎黄有褐斑，大便二日一行，稍干，血压100/60mmHg，前次月经9月8日。舌苔薄白，舌质淡胖有齿痕，脉弦细弱。

辨证：气血不足，胞宫失养。

治法：补气养血，调经止痛。

处方：生黄芪30g，党参10g，柴胡10g，当归10g，白芍20g，川芎10g，炒枣仁15g，炒白术10g，升麻5g，川断15g，桑寄生20g，熟地黄10g，陈皮10g，炙甘草6g。

连服7剂，10月13日复诊。药服5剂而经净，现头晕、心悸、睡眠、腰痛等均好转。守上方继服14剂，继续治疗。

1994年11月5日就诊，言月经昨至，腹痛减轻，血色转红，今日量较多，腰酸痛，头晕乏力，舌质淡暗，苔薄白，脉弦缓。守上方改白芍为赤芍、白芍各10g，加阿胶10g（烊化），服7剂。后改服补中益气丸（早晨服）、乌鸡白凤丸（晚上服）各20丸。

【按】本案素体虚弱，气血不足，胞宫失养而作痛。祝师从患者整体论治。既从气血不足入手，气血两补，又从气血之源入手，健中补土，且遵李中梓先生“气血俱要，而补气在补血之先”之论，重用黄芪，取当归补血汤之意，乃以东垣先生之圣愈汤合补中益气汤加减主治。肾为先天，脾为后天，先天之精可化为血，后天为气血生化之源。祝师以川断、桑寄生配熟地黄，实为填精益肾、强壮筋骨而助后天，故药后诸症好转。后方又加阿胶者亦在补血滋肾精，改服丸药朝服补中益气丸、夕服乌鸡白凤丸者悉此意也。可见妇人月经不足者无不关乎脾肾先后二天，祝师深谙其奥。

经后痛者，一般多属虚证。祝师认为经后痛不外乎两种类型，一为气血两虚，二为肝肾两亏。气血两虚型可由脾胃虚弱、饮食劳伤损及脾胃，或久病多产等致气血耗伤，冲任不足而致，症见下腹绵绵空痛，月经色淡量少，质稀，伴头晕乏力、心慌气短、寐差无神，舌质淡胖，脉细弱。治宜益气养血、调经止痛。常用圣愈汤加川断、桑寄生、菟丝子、枸杞子等，或以八珍益母汤加黄芪为主方（党参、黄芪、白术、茯苓、炙甘草、川芎、熟地黄、当归、芍药），或以三才大补方为主方（黄芪、党参、白术、山药、川芎、熟地、当归、白芍、阿胶、杜仲、艾叶、香附、补骨脂）加减。肝肾两亏型多见于已婚妇女，生育过多或多次人工流产等致肝肾不足，冲任经脉虚损，而致经后腹痛。主症为月经后腰膝酸软，经量少色淡，久坐或排便时腹痛，或见头晕耳鸣，足跟疼痛，舌淡少苔，脉沉细。治宜滋补肝肾、调经止痛。常用六味地黄汤或一贯煎合四物汤加减，腰酸痛甚加川断、桑寄生、巴戟天、菟丝子、杜仲等；少腹痛甚加白芍、延胡索；夹有血瘀者，加丹参、益母草、乳香、没药等。

病案举例

患者，女，42岁，1993年10月8日初诊。

患者经后腹痛，腰膝酸软近2年。自2年前人流术后月经开始量少色淡，两三天即净，腰酸腿软，头晕耳鸣，经后小腹隐隐作痛，喜按不胀，久坐排便亦小腹隐痛不适，至夜手足心发热，偶有盗汗，口干，大便偏干，纳食尚可。曾正常分娩二胎，做人流四次。舌淡苔少，脉沉细。

辨证：肝肾两虚，精血不足。

治法：补益肝肾，填精养血。

处方：生地、熟地各10g，山萸肉10g，淮山药10g，牡丹皮10g，茯苓10g，菟丝子10g，枸杞子10g，当归10g，五味子10g，川断10g，白芍10g，杜仲10g，桑寄生15g，车前子10g。每日1剂。

连服14剂，1993年10月22日复诊，言腹痛减轻，腰腿无力、手足心热、头晕耳鸣等亦好转，大便已不干，日一行，但仍偶有盗汗，舌淡红，苔薄白，脉细弱。守上方去车前子，加生牡蛎30g，又服14剂，并嘱若月经至，经期继服勿停。

1993年11月6日复诊，诉说1993年11月2日月经来潮，现经未净，本次经量较多，色鲜红，腹痛减轻，盗汗已止。守上方14剂继服。后患者外出改服丸药，归芍地黄丸、乌鸡白凤丸交替服用1个月。后经随诊，言月经已正常，身体尚好。

【按】经后腹痛多数属虚，即使有实者亦属虚中夹实。是例则纯系生育过多，劳伤肝肾，而致肝肾不足，精血亏虚。肾藏精，主骨生髓，腰为肾之府；肝藏血、主疏泄，膝为筋之府。精血不足，故腰膝酸软；脑为髓之海，精亏则髓海不足，故头晕耳鸣；胞脉系于肾，冲任皆起于胞中，故肾精虚，胞宫失养而为之作痛也。祝师乃施以补益肝肾、填精养血之剂六味地黄汤合五子衍宗丸、四物汤加减主之。加杜仲、川断、桑寄生者，意在于填精补血之中合肾阳而强筋骨，阴中有阳，阴平阳秘，精神乃至。

二、崩漏治疗经验

（一）对崩漏的认识

崩漏是指经血非时暴下不止或淋漓不尽，前者称崩中，后者称漏下。二者虽不同，但可互相转化，所谓“崩为漏之甚，漏为崩之渐"，故合称崩漏，西医诊断为功能性子宫出血（简称"功血"）、盆腔炎、子宫肌瘤以及更年期内分泌紊乱等疾病均可发生崩漏。

关于本病之病因病机，祝师在前人认识的基础上，结合自己之经验，指出"崩与漏虽病情上有轻重缓急之别，但冲任受损不能约制经血之病机则一致。细审其因不外热、瘀、虚三端，尤以虚为多见"。因此在治疗上他重视调经，强调固摄冲任，补益气血。暴崩如注，亟宜固气止血以防其脱；血止之后调理肝、脾、肾三脏以澄其源；终以益气养血、培补脾肾而正其本。临床上常以血热、血瘀、脾肾虚三型论治。

（二）崩漏的辨证与治疗

1. 血热

素体阳盛或阴虚火旺，或五志过极，郁而化火，灼伤血海，迫血妄行，冲任不固而致出血量多，涌急若崩或淋漓不断，或月经量多，或每月经行两次，经质黏稠，色深红夹血块，伴口苦干，面赤，心烦多梦，小便短赤，或大便干，五心烦热，舌质红苔黄，脉数或细数。治宜清热凉血，育阴固冲。若偏实热者以清热固经汤（黄芩、栀子、生地黄、地骨皮、地榆、阿胶、藕节、棕榈炭、炙龟板、生牡蛎、甘草）加减；偏于阴虚火旺者以上海第一医学院验方（生地 10g，白芍 10g，女贞子 10g，旱莲草 10g，大蓟、小蓟各 10g，炒槐花 10g，生蒲黄 10g，茜草根 10g。亦名清血调经汤）加减。

加减法：若经量极多，暴下如注者加荆芥炭、地榆炭、侧柏炭；夹有血块者，加牡丹皮、三七粉、贯众炭；腰膝酸软者，加川断、桑寄生、菟丝子、炒杜仲；大便燥结者，加酒军或大黄炭、决明子；大便溏者，加生薏苡仁、苍术、白术、山药；若流血不止、面色苍白、脉搏微弱，甚至昏迷者，急煎独参汤（人参 30g，浓煎顿服）；若因肝郁血热者，可改用丹栀逍遥散加生地、熟地各 10g、香附 10g、荆芥炭 10g、茜草炭 10g 等治疗。

病案举例

例 1. 患者，女，18 岁，1993 年 8 月 2 日初诊。

患者月经紊乱，经血淋漓不净 4 个月。其月经初潮 10 岁即至，一直经期前后不定，经量时多时少，偶现淋漓延及下月。学习紧张，疏于诊治。今年四月以来至今月经淋漓不绝，妇科诊为功能性子宫出血，曾以黄体酮治疗数次不效。

现月经时多时少，绵绵不断，色暗，夹有血块，腰痛，小腹下坠，白带多，口干思饮，手足心热，大便偏干，舌尖红，脉弦滑。

辨证：阴虚火旺，热扰冲任。

治法：滋阴清热，凉血固冲。

处方：生地 10g，白芍 10g，女贞子 10g，旱莲草 10g，茜草根 10g，大蓟、小蓟各 10g，槐花 10g，生蒲黄 10g（包），艾叶炭 10g，川断 15g，桑寄生 20g，菟丝子 10g，阿胶 10g（烊化）。每日 1 剂，7 剂。

1993 年 8 月 9 日复诊，服药 2 剂，经血即净，口干、腰痛均减，大便偏溏，舌尖红，脉沉细。守方加生薏苡仁 30g 以健脾渗湿止带，再服 10 剂。

1993 年 8 月 20 日三诊，言 8 月 17 日月经来潮，量极多，色鲜红，夹有大血块，坐位或久立时增多，卧位则减少，舌胖淡，脉沉细滑。下血过多，冲任失固，宜益气摄血、止血，守上方再加生黄芪 30g、党参 10g、熟地 10g、牡丹皮

10g、乌贼骨 15g（先下），服 10 剂。

1993 年 9 月 3 日四诊，言此次月经 1 周即净，未再淋漓。现手足心热，小腹隐痛，舌淡尖红，脉沉细。嘱患者早服人参归脾丸 1 丸，晚服乌鸡白凤丸 1 丸，共服 20 天，俟下次月经来潮。

1993 年 9 月 24 日五诊，药后 9 月 19 日经至，前 3 天经量较多，无明显不适，今日已净。现略感腰酸腹痛，舌淡红，脉弦滑。嘱其早服加味逍遥丸 6g，晚服乌鸡白凤丸 1 丸，共服 20 天。其后调治 2 个月告愈。

【按】本案系少女，其卵巢功能初建，出现月经周期紊乱，或月经量多以及延期不止者。西医认为无排卵型居多，中医则属于崩漏范畴。该女属阴虚之体，学习紧张，心血暗耗，更致热灼血阴，从而阴虚火旺，血海受扰，冲任不固，故出血成崩漏之症，且现口干、烦热、便秘等一系列内热阴虚之象。祝师取清血调经汤（上海第一医学院验方）合寿胎丸（菟丝子、桑寄生、川断、阿胶）加减以清热育阴、凉血止血，且补肾固冲。药合病机，故服之效现。后出血过多，气随血脱，故舌淡胖，脉沉细滑，祝师谨守病机，急投芪参之品以益气摄血，所谓“无形之气所当急固”，并伍乌贼骨收涩止血，标本兼顾。服用人参归脾丸、乌鸡白凤丸、加味逍遥丸者，意在从脾、肾、肝三脏调治少女脏腑不足，令其本正冲任固而月事常也。

例 2. 患者，女，34 岁，1979 年 4 月 23 日初诊。

主诉阴道不规则出血伴周期性低热 2 年。患者 12 岁月经初潮，周期规律。1976 年 12 月始月经淋漓不净，半月方止，每于经前 10 ～ 15 天即午后低热，体温 37.4 ～ 37.7℃，体渐消瘦，乏力。经医院检查红细胞沉降率增快，结核菌素试验（++），确诊为盆腔结核。先后予多种抗结核药治疗年余，病情时好时坏，长期病休。近1个月来胃脘刺痛，饭前饭后明显。现已服利福平、酒花素抗结核治疗半年多。

现症疲乏无力，头晕烦躁，心悸多梦，口干便秘，腰酸膝软，手足心热，午后发热。末次月经4月4日，经色棕黑，伴烂肉状血块，淋漓11天始净。平素白带量多，时黄稠，时夹血丝。舌淡苔薄黄，脉沉细。

辨证：阴虚火旺，肝脾不调，湿热下注。

治法：滋阴降火，疏肝健脾，除湿止带。

处方：沙参10g，麦门冬10g，当归10g，生地10g，枸杞子10g，川芎10g，赤芍10g，白术10g，茯苓10g，泽泻10g，青蒿10g。每日1剂。

1979年5月7日复诊，服药10剂，诸症均减，4月27日经至，量较前明显减少，经色正常，无血块，8天净。近两天口腔溃疡，舌淡，脉沉细。守上方加生蒲黄10g（包）、升麻3g，继服10剂。

1979年5月21日三诊，言口腔溃疡消失，乏力胃痛告愈，体温37.2℃，仍手足心热，眠差，大便4日未解，舌脉同前，守上方当归加至15g，并加女贞子10g、旱莲草10g、肉苁蓉15g，滋阴补肾，润肠通便。

连服7剂，5月28日复诊，大便通畅，每日一行。此次经前体温最高37.4℃，昨日经至，量少色暗，无血块，小腹胀坠，舌淡，脉细滑。守4月23日方加生黄芪30g，14剂。

1979年6月11日五诊，患者此次月经7日净，量色正常。现白带量多，腰酸不适，舌尖红，脉沉细。辨证为气阴两伤，治以滋阴清热、益气养血，方用一贯煎加味。

处方：沙参10g，麦门冬10g，当归10g，生地、熟地各10g，枸杞子10g，生黄芪30g，党参10g，百部10g，葎草20g，地骨皮20g，白薇15g，青蒿15g。14剂。嘱隔日1剂服用。

1979年7月6日六诊，言药后6月29日经至，7天净，色量均正常，经前偶有低热，白带不多。仍以上方加减服药2个月。

1979年9月8日复诊，言服药以来月经恢复正常，经前未再低热。停用西药抗结核。此次经净1周后，9月5日又有阴道少量出血，腰脊酸沉，小腹胀坠，舌偏红，脉沉细。拟益气补肾、凉血止血为治。

处方：生地、熟地各15g，生艾叶10g，生侧柏15g，生地榆20g，棕榈炭10g，黑芥穗10g，黄芩10g，黄柏10g，生蒲黄10g，五灵脂10g，芡实10g，石莲子10g，莲房炭10g，菟丝子10g。服7剂。

服上药后血止。嗣后仍以一贯煎为主随症加入黑升麻、黑芥穗、棕榈炭、艾叶炭等收涩止血；川断、桑寄生、菟丝子、阿胶、狗脊等补肾调经，治疗3个多月，诸症悉愈，恢复正常工作，随诊半年，未再反复。

【按】患者素体虚弱，诊染结核性盆腔炎，系一慢性消耗性疾病，属中医虚劳类疾患，漏下不止，阴血枯涸，阴虚内热生焉。肝藏血，肾藏精，精血同源；脾主运化，为气血生化之源，脾虚则生化怠惰，且湿浊内聚。是案病机为肝肾两虚，阴虚火旺，肝脾失调，湿热下注。是以祝师始终以滋补肝肾、育阴清热、益气健脾为主治，一贯煎、四物汤、黄芪、党参、白术、茯苓等治其本；凉血止血之生地、赤芍、地骨皮、白薇、旱莲草、艾叶、荷叶、侧柏叶、地榆、棕榈炭、蒲黄等标本兼治。治疗主线明确，随症加减机动灵活，准确无误，虽属棘手难疾，但师胸有韬略，运筹自然，数月而春回。方中百部、葎草之用，乃祝师以其二药具有抗结核杆菌作用而辨病用药也。

2.脾肾虚

或久病体虚，脾失健运，统摄无权，血随气陷；或因早婚多产，房室不节，斫伤肾气，封藏失职，均可致经血错杂，崩中漏下。症见骤然血崩，下血如注；或漏下日久，淋漓不已，并伴心悸、气短、乏力，头晕目花，面目浮肿，腰膝酸软，小腹空坠，舌淡胖，苔薄白，脉细弱。治宜益气补血，培补脾肾。方用圣愈汤加味（生黄芪30g，党参10g，当归5g，川芎5g，生地、熟地各10g，白芍10g，荆芥炭10g，艾叶炭10g，茜草根10g，乌贼骨15g，牡丹皮10g，川断15g，桑寄生20g，菟丝子10g）。方中当归、川芎一般仅用5g，甚或不用，虑其辛温动血之虞；血块多者，加生蒲黄、血余炭；有热者，加生地榆、生侧柏叶；有寒者，加炮姜炭、肉桂；心慌者，加麦门冬、五味子；若暴崩如注，气随血脱，脉搏微弱，面色苍白，甚至神昏者，急以独参汤浓煎频服，以固其脱。

若以脾虚为主崩漏者，可兼有气短懒言、神疲乏力、食少纳呆、心悸少寐、四肢少温、大便溏薄等症，治宜补脾升阳、益气养血，用补中益气汤或归脾汤为主方治疗，亦可用自拟补中升清汤【生黄芪30g，党参10g，白术10g，柴胡10g，黑升麻10g，黑芥穗10g，当归5g，生地、熟地各15g，阿胶10g（烊化），甘草5g】治疗。

若以肾虚为主崩漏者，可兼有腰痛如折，少腹隐痛，立位时经量多，卧位时经量少等症，治宜补肾固冲，用五子衍宗丸去车前子，加生地、熟地各10g，白芍10g，阿胶10g

（烊化），紫河车 15g，杜仲 15g，补骨脂 10g 等。若偏肾阴虚，伴五心烦热、口干、舌红者，加知母、黄柏；偏肾阳虚，伴形寒肢冷、舌淡苔白者，加巴戟天、肉苁蓉、肉桂、鹿角胶等。

病案举例

例 1. 患者，女，47 岁，1988 年 11 月 14 日初诊。

主诉月经量多，持续 1 个月不止。其既往月经正常，今年 10 月 16 日月经来潮即血量极多，色鲜红，先后用止血敏、苯甲酸雌二醇肌内注射及口服云南白药治疗无效。1988 年 11 月 11 日检查 Hb 6g/L，翌日急诊刮宫止血，但术后两天出血仍多，昨日输血 200ml，今来就诊。

现月经量多，其势若崩，面色苍白，乏力气短，头晕心悸，腰膝酸软，手足发麻，大便干燥，二日一行，舌淡暗，脉沉细无力。

辨证：气血两虚，脾肾不足，冲任失固。

治法：补中升阳，补益气血，益肾固经。

处方：生黄芪 30g，党参 10g，柴胡 10g，黑升麻 10g，荆芥炭 10g，生地、熟地各 10g，黑香附 10g，川断 15g，桑寄生 20g，茜草根 10g，乌贼骨 10g（先下），生牡蛎 30g（先下），艾叶炭 10g，生侧柏叶 15g。服 7 剂。

1988 年 11 月 21 日复诊，言药服 3 剂血即正，余症亦明显减轻。现乏力、头晕，舌暗淡，脉沉细。拟服补中益气丸，6g/ 次，每日 2 次；乌鸡白凤丸，1 丸 / 次，每日 2 次，脾肾并治，服用 20 日。

1988 年 12 月 8 日三诊，患者今日经至，为防经期出血量多，改服汤剂治疗。

处方：生黄芪30g，党参10g，当归5g，川芎5g，生地、熟地各10g，阿胶10g（烊化），艾叶炭10g，荆芥炭10g，川续断10g，桑寄生20g，菟丝子10g。服7剂。

1988年12月15日复诊，诉其1周经止，血量较前明显减少，无不适感。嘱之每于月经来潮前服用上方1周以止崩漏，平素服用补中益气丸、乌鸡白凤丸脾肾两补，如此调治数月而瘥。

【按】是案患者年近七七，肾气渐虚，冲任将衰；脾胃后天亦为不充，以致气陷血脱、冲任不固而病崩中。祝师从脾肾入手，以益气升阳为重点，标本兼顾，取己之经验方补中升清汤加减主之，3剂后血即止，余症亦减轻，诚妙手大师之杰作。是方既取东垣老人补中益气汤益气升阳举陷之妙，又采张锡纯先生寿胎丸益肾填精壮骨之用，且以黑升麻、荆芥炭、乌贼骨、生牡蛎、艾叶炭、生侧柏叶、茜草根等收涩固经、升清止血，标本兼治。据此意，祝师又取补中益气丸、乌鸡白凤丸二药，脾肾并治，先后缓急，井然有序，相得益彰，其效显著。

例2.患者，女，28岁，1979年2月26日初诊。

患者月经量多，淋漓不净1个月，其13岁月经来潮，曾因月经周期延长20余日而经中药治疗痊愈。此次月经1月28日来潮，经量极多，2月5日经净，但1周后有阴道少量出血，淋漓至今，经妇科检查诊为功能性子宫出血。

现经量时多时少，色暗发黏，小腹胀痛，乏力头晕，腰痛如折，不耐劳累，舌质淡暗，苔白，脉细滑。

辨证：脾肾不足，血虚肝旺，冲任不固。

治法：补肾固冲，养血柔肝，调经止血。

处方：五味子10g，菟丝子30g，枸杞子10g，覆盆子

10g，车前子10g（布包），女贞子10g，川断10g，桑寄生15g，北沙参12g，生地12g，白芍10g，生蒲黄10g（布包），五灵脂10g。服6剂。

服药2剂，出血即止，再服4剂，诸症悉愈。改用宁坤养血丸，每服1丸，每日2次以益气养血、补肾调经。服药2周后月经来潮，血量较多，伴白带多，腰腹坠痛，舌红暗，脉细滑。综合病机，脾肾两虚为主，宜益气补脾、填精益肾、调经止血。乃择自拟补中升清汤化裁主之。

处方：炙黄芪30g，党参10g，柴胡10g，黑升麻5g，黑芥穗10g，生地、熟地各10g，白芍10g，艾叶10g，川断10g，桑寄生20g，菟丝子20g，阿胶10g（烊化），补骨脂10g，茜草炭10g。服6剂。

药后月经量基本正常，6天净。5月28日再诊云月经按时而至，全身无明显不适。为巩固疗效，乃宗上方之旨，取补中益气汤合五子衍宗丸两方意化裁，配制丸药，坚持治疗。

处方：黄芪60g，党参30g，当归30g，陈皮30g，白术30g，生地30g，白芍30g，菟丝子30g，女贞子30g，五味子30g，覆盆子30g，生蒲黄30g，茜草根30g。诸药共研细末，炼蜜为丸，每丸10g重，每服1丸，每日3次。

1980年2月28日随诊，服用丸药半年后，月经一直正常，无特殊不适。

【按】本例崩漏者，其病机为脾肾两虚，且以肾为甚，并涉及肝脏，故祝师先以五子衍宗丸合失笑散及一贯煎加减，先益肾填精、柔肝调血以固冲止血。继之脾肾并治，益气升阳，令脾气充盈以摄血；补肾填精，俾肾气封藏以固冲止血，乃以自拟补中升清汤加减化裁。前后仅12剂汤剂即获良效，为使药效巩固，其间又配用脾肾两补之丸药，坚持治疗，从而痊愈。

例3. 患者，女，37岁，1992年1月17日初诊。

患月经量多，淋漓不净2年。其2年来月经周期延长，经行第三四天血量极多，伴小腹坠痛，腰膝无力，以后持续10～20天方净。此次行经20天，色淡，有血块。现停经1周，面色晄白，头晕乏力，腰膝酸软，口干咽燥，大便秘结，舌红暗，苔薄黄，脉弦细。

辨证：气血两虚，冲任不固。

治法：益气养血，固冲止血。

处方：生黄芪30g，党参10g，当归5g，川芎5g，生地、熟地各10g，白芍20g，荆芥炭10g，艾叶炭10g，川断15g，桑寄生20g，菟丝子10g，牡丹皮10g，茜草根10g，乌贼骨10g（先下）。每日1剂。

服药14剂，其间1月20日月经来潮，经量多但血块少，7天即净，余症均减。嘱服补中益气丸、人参归脾丸20天。月经于2月20日来潮，经量及色均正常，6天即净，无不适感。1年后随诊，未再反复。

【**按**】此案下血日久，气血两虚，气虚下陷而不摄，血脱则气愈虚，互为因果，恶性循环，愈演愈烈。祝师乃以东垣先生圣愈汤为主方益气补血，阳升阴长，俾气统血，血充舍气；并兼以益肾固冲，凉血止血。川断、桑寄生、菟丝子即益肾固冲之用，牡丹皮、茜草、乌贼骨、艾叶、荆芥炭等即凉血止血也，但其相伍则涩不敛滞，止无成瘀之害，诚继《素问》四乌贼骨一藘茹丸之妙用。

3. 血瘀

七情内伤，气滞则血结；或经产之时余血未尽，复受外邪侵袭，瘀阻胞脉；或贪凉饮冷，寒湿内侵，胞脉血滞；或经期闪挫损伤，过服寒凉之药等致血凝络阻，从而血不归经，发为崩漏。症见经血淋漓不断，或非时而下，或停闭日久突然崩中下血，继而淋漓，血色紫黑有块，小腹疼痛，拒按，舌紫暗或有瘀斑，苔薄白，舌下静脉怒张，脉沉弦或弦涩。治宜温经、化瘀、止血。常用少腹逐瘀汤（小茴香、干姜、肉桂、延胡索、五灵脂、没药、川芎、生蒲黄、赤芍、当归）加减，或《金匮》温经汤（吴茱萸、人参、炙甘草、川芎、赤芍、阿胶、桂枝、当归、牡丹皮、半夏、麦门冬、生姜）加减。若寒象不显者，去茴香、肉桂、桂枝等热性药，酌加理气之品，若乌药、香附、荔枝核等；一般均可加三七、茜草根、乌贼骨；若瘀而化热者，可加山栀、地榆、生地、丹参；兼气虚者，加用黄芪、党参、白术等。祝师对崩漏中经B超检查为子宫肌瘤者（中医谓之癥），一般在月经净后服用软坚消癥之药，以攻补兼施（自拟软坚消癥丸，方见诊余漫话）。

病案举例

患者，女，44岁，已婚，1965年4月10日初诊。

自诉阴道下血已1个月。3个月前，月经来潮时不慎跌入河水中，遭此即经止。2月后，突然阴道下血，血量颇多，色黑且夹血块，七八日后，血量减少，但淋漓不尽。来京于某医院妇科诊为功能性子宫出血。现面色苍黄，略显肿貌，小腹阵阵作痛，拒按，伴心慌、气短、失眠，下肢按之微凹陷，大便不干，日一行。舌苔薄白，舌质淡暗，右边有瘀斑两块，脉弦细而涩。

辨证：寒客胞脉，血不归经。

治法：温经散寒，祛瘀止血。

处方：当归 10g，赤芍、白芍各 10g，桃仁 10g，牡丹皮 10g，阿胶 10g（烊化），桂枝 6g，党参 10g，柴胡 10g，制香附 10g，炮姜炭 10g，炙甘草 6g。

3 剂后复诊，言腹痛止，血色转红，血块转多，面色转红润，药中病机，继服 3 剂。

1965 年 4 月 17 日复诊，下血于 15 日止，唯睡眠仍差，舌淡红，苔薄白，脉缓细。守前方加减。

处方：当归 10g，赤芍、白芍各 10g，阿胶 10g（烊化），桂枝 6g，党参 10g，柴胡 10g，制香附 10g，炒枣仁 15g，生龙骨 30g，生牡蛎 30g，茯苓 10g，炙甘草 6g，生姜 3 片。

服药 3 剂，睡眠转好，嘱服归脾丸以巩固疗效。1 年后偶遇之，言一直未再大量出血，月经每月正常。

【按】是案系一典型寒湿内侵，胞脉瘀凝，因瘀而崩症。祝师宗《内经》“通因通用”之旨，取《金匮》温经汤加减主治，加柴胡、香附以理气疏肝，令气调而血瘀（郁）得散得行；后加枣仁、龙骨、牡蛎、茯苓者，以之养心宁肝，镇静安神。瘀血不去，则新血不生；今寒得散，瘀得去，新血生，故仅 3 剂投之即面转红润。“祛瘀生新”，立竿见影，诚至言哉！

祝师治疗崩漏还善视病情变化，用收涩塞流之品以治标，如暴崩骤下，经血量大，为防气血暴脱，常用生地炭、熟地炭、莲房炭、棕榈炭、川断炭、杜仲炭、乌梅炭、山茱萸炭，或用乌贼骨、桑螵蛸、金樱子、五倍子、芡实米、黄鱼鳔等，但用至血停即止，以免留瘀。对于久漏不止，正气不足，肝肾亏虚者，又善用血肉有情之品以填精补血治其本，若阿胶、龟板胶、鳖甲胶、紫河车等，配入益气养血方中，俾阴生阳旺，精血充盈。

三、不孕症治疗经验

妇女月经、胎孕为其特有之生理现象。《素问·上古天真论》云："女子七岁，肾气盛，齿更发长；二七而天癸至，任脉通，太冲脉盛，月事以时下，故有子。"是谓月经、胎孕皆是妇女肾气、冲任二脉和胞宫的正常生理功能。妇女婚后久不受孕，若非男子有病，则需进行妇科有关检查，如子宫、卵巢是否发育正常？输卵管是否通畅？血清有无抗精子抗体？男女双方血型是否有排异等。亦有因月经不调而不孕者，则宜调经，经正则易孕，所谓"求子之道，莫先调经"。若由他病而不孕者，如结核、肿瘤等，又当先治愈他病，然后治不孕。

祝师认为，妇女不孕病因病机虽甚多，但受孕关键在于肾气之旺盛和精血之充沛。妇人以血为本，肝藏血，主疏泄，月经正常，受孕怀胎多无逆；冲为血海，任主胞胎，冲任之本系于肾，肾为先天之本，主藏精司生殖。因此，祝师治疗不孕症提出调经血、补肝肾、养气血为原则。自拟种子金丹（木香、当归、赤芍、白芍、川芎、五味子、车前子、女贞子、楮实子、枸杞子、菟丝子、覆盆子、韭菜子各30g，紫河车、生地、熟地、肉苁蓉各60g，蛇床子20g，益母草90g。共研细末，炼蜜为丸，每丸10g，早晚各服1丸，月经期停服）为基本方，并随症加减。

若月经量少，经期愆后者，加丹参90g，鸡血藤90g；若气血不足，经期愆后，经色淡，少腹隐痛，神疲乏力者，加生黄芪90g，党参、白术、茯苓各30g，阿胶60g；因宫寒不孕，痛经，血色紫暗，夹有血块，畏寒肢冷者，加小茴香、干姜、香附各 30g，元胡、生蒲黄各 15g，肉桂 10g；因输卵管阻塞不畅而不孕者，去川芎，加羌活 30g，石菖蒲 30g，路路通 30g，王不留行 30g；若子宫发育不良或无排卵型不孕者，加生黄芪、丹参各 90g，茯苓、白术、小茴香、仙茅、仙灵脾各 30g，紫石英 60g，益母草膏 500g 等；若产史不良，继发不孕者，加生黄芪 90g，黄精 60g。

病案举例

例 1. 患者，女，30 岁，1991 年 8 月 12 日初诊。

主诉婚后 5 年不孕，其于 1987 年结婚，婚后第一年用工具避孕，第二年至今 4 年同居未孕，爱人精液常规检查正常。1990 年 10 月诊为原发性不孕症。1991 年 6 月妇科检查为输卵管通而不畅。本人基础体温呈双相。月经周期准，经量少，色黑而有血块，行经第一天腹痛明显，用止痛药亦不缓解。平素小腹怕凉不温，经前乳胀、腰痛，饮食、睡眠正常。末次月经 8 月 4 日，舌淡边红，苔薄黄，脉沉滑。

辨证：肝肾不足，气滞血瘀，胞寒不孕。

治法：调补肝肾，活血理气，暖宫调经。

处方：广木香 30g，当归 30g，益母草 90g，赤芍、白芍各 30g，羌活 30g，菖蒲 30g，木通 30g，路路通 30g，菟丝子 30g，五味子 30g，枸杞子 30g，覆盆子 30g，车前子 30g，女贞子 30g，韭菜子 30g，蛇床子 20g，紫河车 60g，川断 60g，肉苁蓉 60g。

诸药共研细末，炼蜜为丸，每丸 10g，每服 1 丸，每日 3 次，配两料。

1991 年 12 月 6 日复诊，已服上方 3 个月未怀孕，月经色已鲜红，脉细弦。上方去益母草加鸡血藤 90g，又配丸药继续治疗。至 1992 年 1 月下旬来诊，喜告已怀孕。

【按】本案不孕系肝肾不足、气滞血瘀、宫寒不孕者。祝师从补益肝肾、填精养血、理气温经、祛瘀通络入手，用自拟种子金丹化裁治之，未及半载而喜怀子。方中用羌活、木通、菖蒲、路路通者，意在通络祛瘀消肿，俾输卵管畅达也；后守方去益母草改鸡血藤者，因瘀祛经色转，则重养血充血海也。

例 2. 患者，女，30 岁，1994 年 4 月 29 日初诊。

主诉婚后 7 年未孕。患者 14 岁月经初潮，周期及经量均正常。23 岁结婚，婚后夫妇同居，迄今 7 年未孕，多方诊治无效。今年 2 月妇科检查无异常，输卵管造影双侧通畅，宫颈黏液检查有典型的羊齿状结晶。男方检查精液总数 9500/mL，活动度 13%，畸形 6%。血型男方 O 型，女方 B 型。现略感乏力，大便偏溏，近 1 年来月经错后 7 ～ 10 天，经量不多，末次月经 4 月 19 日，舌尖红，脉细弦。

辨证：肾精亏虚，冲任失调。

治法：补肾填精，调理冲任。

处方：广木香、当归、益母草、赤芍、白芍、川芎、羌活、菟丝子、覆盆子、五味子、枸杞子、车前子、韭菜子、女贞子各 30g，蛇床子 20g，川断、紫河车各 60g。

诸药共研细末，炼蜜为丸，每丸 10g。嘱此药男女双方同服，每次 1 丸，每日 3 次。

1994 年 7 月 26 日来函告知，夫妻双方于 5 月 25 日开始服药，7 月中旬女方月经未至，阴道有少量血性分泌物，于当地医院诊为早孕，予安宫黄体酮片口服保胎。祝师回信嘱服中药保胎八味方（自拟）。

处方：白术10g，黄芩10g，苏叶5g，砂仁3g，白扁豆15g，川断10g，桑寄生10g，菟丝子10g，陈皮10g，生黄芪10g。服20剂。

其后足月顺产一子。

【按】本例不孕症，事责夫妻双方。女为肾精亏虚，冲任失调，故月事愆后量少；男为肾虚精冷，精子活动度低，且双方血型“O”“B”相遇，易生排易现象，不仅不易怀孕，且怀孕后易流产，是以婚后七年未孕。祝师洞察其机，深晓“种子之法，女贵调经，男贵保精”之理，乃责令双方同治，以种子金丹方化裁，既补肾精亏虚，又调畅气血，并消除免疫性血型抗体，终使夫妇七年望子之心得以实现。良方之妙，岂非送子观音！

例3.患者，女，39岁，1992年5月18日初诊。

主诉婚后10年未孕。其14岁月经初潮，经期、色、量均正常。29岁结婚后至今未孕。男方精液常规检查正常。本人于妇产医院检查发现抗精子抗体阳性。曾多方求治，服中药上千剂并两次行人工授精均未怀孕，颇为苦恼。既往有高血压病史20年。

现月经量少，色黑，5天净。头晕耳鸣，腰膝酸软，大便干燥，舌尖红，苔薄白，脉细弦。

辨证：肝肾两虚，冲任失调。

治法：补益肝肾，调养冲任。

处方：广木香30g，当归30g，益母草90g，赤芍、白芍60g，川芎30g，菟丝子30g，五味子30g，覆盆子30g，车前子30g，枸杞子30g，蛇床子20g，韭菜子30g，女贞子30g，川断60g，紫河车60g，肉苁蓉60g，怀牛膝50g，夏枯草90g。

诸药共研细末，炼蜜为丸，每丸 10g，每饭后服 1 丸。

1992 年 8 月 3 日复诊，谓丸药服完，月经量及血色恢复如常，脱发较多，大便通畅，舌尖红，脉细滑。守方加制首乌 60g、桑叶 50g、黑芝麻 120g，再配丸药一料，继续服用。

1992 年 10 月 5 日三诊，言停经 45 天，查尿妊娠试验阳性，确系怀孕而转至本院妇产科诊治。惜其 4 个月后因高血压病恐不任妊娠而行人流手术。

【按】现代医学研究发现，女性生殖道局部抗体是原因不明不孕症的一个重要原因，有 15% ～ 30% 的不孕夫妇经系统检查在双方或单方的血清或生殖道分泌物中发现抗精子抗体（ASA），且在女方阴道分泌物中亦发现 A、B、O 血型抗原，对此不孕称为“免疫性不孕”。祝师对之亦本中医辨证论治原则，从病者整体出发，审证求因。该例乃属肝肾两虚，气滞血瘀，冲任失调，故师即选补益肝肾、理气活血、调经促孕之自拟种子金丹方加减施治，而获良效。方中怀牛膝、夏枯草之用，意在清肝热、平肝降压、引血下行，既治血压高症，又益他药之滋补肝肾，可谓标本兼顾，殊途同归。后方加桑叶、制首乌、黑芝麻者，是更益滋补肝肾，益精血，以生发固发也，亦为治本之举。不难看出，祝师深谙不孕症之机，抓住本质，随症施治，左右逢源，得心应手，不愧为一代名医大家。

例 4. 患者，女，29 岁，1987 年 6 月 6 日初诊。

患者 18 岁月经初潮，24 岁结婚，婚后迄今一直未孕。男方检查正常，本人于某医院妇科诊为子宫发育欠佳，宫体前位。基础体温呈双相。服雌激素治疗效不显。

现月经周期紊乱，经色淡红，淋漓不断，经血净后少腹隐痛，伴腰酸，白带多，性欲淡薄，平时头晕，面色萎黄，体瘦，神疲乏力，纳差，腹胀，便溏，腹冷畏寒，舌淡体瘦小，满舌裂纹，少苔，脉细弱。

辨证：脾肾两虚，冲任失调。

治法：补肾健脾，养血调经。

处方：木香、当归、赤芍、白芍、羌活、五味子、车前子、枸杞子、菟丝子、女贞子、楮实子、韭菜子、覆盆子各30g，蛇床子20g，紫河车、生地、熟地、肉苁蓉各60g，川断50g，益母草90g，黄芪90g，党参30g，白术30g，仙茅30g，艾叶30g，茯苓30g，仙灵脾30g。

诸药共研细末，炼蜜为丸，每丸10g，每服1丸，每日3次。

1987年8月16日复诊，上述丸药未服完，但其已闭经43天，伴恶心欲吐，不思饮食，乏力、多眠，腰骶部酸胀，大便偏干，舌苔白干，舌质淡红，脉弦细滑。B超检查示宫内妊娠50天大小。

辨证：胃失和降，胎气上逆。

治法：和胃止呕，益肾安胎。

处方：黄芩10g，白术10g，桑寄生10g，苏叶3g，白扁豆15g，川断15g，制首乌15g，枸杞子15g。

连服5剂而诸症消失。

【按】本例为子宫发育不良而久不孕者，其四诊合参，证属脾肾两虚，冲任不调。祝师从脾肾论治，且脾肾并重，于种子金丹方中增参、芪、术、苓益气健脾，培补脾胃后天之本，并加仙茅、仙灵脾、艾叶以温壮肾阳，使先天后天得补，阴阳协调，气血充沛，故速妊子也。

例5. 患者，女，34岁，1991年9月13日初诊。

患者13岁月经初潮，24岁结婚。1983年怀孕45天时行人工流产，1985 年怀孕 3 个月时因胎死宫内而行刮宫术，1987 年 12 月再孕，未及 2 个月而自然流产，嗣后至今 4 年未再怀孕。

现月经时至，8 天净，量多色黑，伴经前乳胀，腰痛，口干咽燥，舌质红，脉细弦数。

辨证：肝肾阴亏，精血不足，胞脉失养。

治法：滋补肝肾，填精养血，调补冲任。

处方：广木香 30g，当归 30g，益母草 90g，赤芍、白芍各 50g，川芎 30g，菟丝子 30g，五味子 30g，覆盆子 30g，枸杞子 30g，车前子 30g，蛇床子 20g，韭菜子 30g，女贞子 30g，川断 60g，紫河车 60g，肉苁蓉 60g。

诸药共研细末，炼蜜为丸，每丸 10g，每饭后服 1 丸。

药后于 1992 年 2 月 3 日来诊，诉其停经 42 天，3 天前 B 超显示子宫有胎囊，今查尿妊娠试验阳性。现纳食不甘，泛泛欲呕，腰酸乏力，口干失眠，舌质暗红，脉细弦。

辨证：胎气上逆，胃失和降。

治法：益肾安胎，和胃止呕。

处方：黄芩 10g，白术 10g，苏叶 5g，砂仁 3g（后下），白扁豆 15g，川断 10g，桑寄生 10g，菟丝子 10g，竹茹 10g，陈皮 10g，生姜 3 片。

每日 1 剂，服 15 剂。1992 年 10 月顺产一女婴，母女均健。

【按】本案系一产史不良而继发不孕者。由于多次流产、刮宫等致冲任受损，肾气受斫，胞脉失养；精能生血，精亏则血竭，故肝血不足，从而肝肾两亏，冲任不调，焉能受孕？祝师以种子金丹方填精补肾，养血育肝，调理冲任，从而不日而孕。方中赤芍、白芍剂量为各 50g，异于他方之用，其意在养血育肝、泻肝凉血，俾肝阴血得补而气不逆，肝热清血得静而不妄动。是用药制方之通神也。孕后因冲脉气盛，冲脉隶属阳明，故气逆上而胃失和降，乃病恶阻。祝师以自拟保胎八味方加味主之，川断、桑寄生、菟丝子益肾安胎；黄芩、白术、苏叶、砂仁、扁豆清热健脾、理气和胃；陈皮、竹茹行气降逆而止呕。全方共奏和胃止呕、益肾安胎之目的，可谓疗妊娠恶阻之良方。

四、围绝经期综合征治疗经验

（一）对围绝经期综合征的认识

本病亦名“更年期综合征”，中医学称之为“经断前后证候”或“经断前后诸证”。是由卵巢功能衰退，雌激素分泌减少而产生的以植物性神经功能失调为主要临床表现的一组症候群。一般常见烘热汗出，阵发性面红潮热，情绪易激动，烦躁恚怒，头晕耳鸣，失眠心悸，腰酸腿痛，浮肿便溏，血压起伏不定，月经紊乱与经闭等症状，亦有些妇女因手术切除卵巢或放射治疗致卵巢功能丧失而引起本病。

对其病因病机，祝师认为，妇女年届七七，“任脉虚，太冲脉衰少，天癸竭，地道不通”，肾气渐衰，精血渐亏，而阴阳失调。肾为先天之本，主藏精。肝主藏血，体阴而用阳。精生血，血化精，肝肾同源，人体五脏六腑得精血滋养则身体健壮。反之，肝肾精血不足可致阴虚阳亢、阴虚火旺；阴虚日久则阴损及阳，而致阴阳两虚，随之可发展为全身各脏腑功能紊乱，出现诸多病症。

若肝肾阴虚，肝阳上亢，则见烘热汗出，阵发面红潮热，头晕耳鸣，心烦易怒；阴虚火旺，虚热内扰，则五心烦热，口干便结，失眠心悸；阴虚精亏，肾府不充，则腰酸腿软，足跟作痛；肾气不足，冲任失调，则月经紊乱，崩中漏下；阴阳两虚，则浮肿便溏，血压起伏不定，寒热悠忽。祝师据此临证分血虚肝旺、阴虚阳亢，肝郁血虚、心神失养，阴阳俱虚、冲任失调，痰热内蕴、扰动心神四型分治。

（二）围绝经期综合征的辨证与治疗

1. 血虚肝旺，阴虚阳亢

一般症见烘热汗出，日数十次，面红潮热，头晕耳鸣，烦躁易怒，口干便结，失眠多梦，腰膝酸软，舌红暗，苔白，脉弦细数。治宜养血清热，滋肾平肝。方用芩连四物汤（黄芩、黄连、当归、白芍、川芎、生地、熟地）加女贞子、旱莲草、桑叶、菊花、钩藤、生牡蛎等。

病案举例

例 1. 患者，女，50 岁。

主诉月经淋漓不断月余。曾服《金匮》温经汤渐愈。本次月经 2 月 2 日来潮，至 11 日方净，经行量少，色暗，经后烦躁难眠，眠则梦多纷纭，腰酸楚，舌质偏淡尖红，脉弦。

辨证：冲任失调，肾精亏虚，肝阳亢盛。

治法：滋肾清肝，养血固冲。

处方：黄芩 10g，黄连 3g，生地、熟地各 10g，川芎 10g，当归 10g，赤芍、白芍各 10g，菊花 10g，桑叶 10g，炒枣仁 10g，炒枳壳 10g，旱莲草 10g，香附 10g，五味子 10g。

二诊言上方服用 22 剂，诸症大减，遂停药。停药 4 个月后，因工作劳累，又遇逆事，月经提前 10 日而至，迄今已行经 10 日，量多色鲜，无血块，头晕眠差，急躁易怒，自感阵阵潮热，面赤汗多，腰酸，舌边红，脉弦数。

辨证：肾阴虚，肝火旺，冲任失调。

治法：滋肾阴，清肝热，调冲任。

处方：黄芩 10g，黄连 10g，生地、熟地各 10g，川芎 5g，当归 10g，白芍 15g，桑叶 10g，菊花 10g，女贞子 10g，槐花 10g，茜草 10g，大蓟、小蓟各 10g。服 7 剂。

服上方 4 剂后血止，诸症好转，遂连服 14 剂，烘热感消失，性情亦不急躁，睡眠良好，遂停药，月余后随诊，未见复发。

【按】是案年过七七，下元肝肾精血已不足，天癸将竭，故月事紊乱。精血不足，则肝阳上亢，虚热内生，是以头晕烦躁、寐差潮热等症生焉。祝师以芩连四物汤加味主之，一是以四物汤加女贞子、旱莲草、酸枣仁、五味子等补益肾精肝血，采虞抟老人“血虚即阴虚，止可用四物”之意而治虚；二是以桑叶、菊花、槐花、黄芩、黄连、枳壳、香附等以清肝平肝疏肝而治实。二诊又加茜草、大蓟、小蓟者，意在凉血止血治其标也。补清并用，滋水涵木，冲任和调而病愈。

例 2. 患者，女，52 岁。

患者年过五十而月经未断，每次月经后即烦躁易怒，阵阵潮热，面赤多汗，睡眠多梦，口干，便结，怕热畏冷，舌质红，苔微黄，脉细弦而滑。

辨证：肾阴亏虚，肝火炽盛。

治法：滋肾阴，清肝热。

处方：黄芩 10g，马尾连 10g，川芎 5g，当归 5g，生地、熟地各 10g，白芍 15g，桑叶 10g，女贞子 10g，菊花 12g，旱莲草 10g，生牡蛎 30g（先煎）。每日 1 剂。

服6剂后，潮热大减，性情已不急躁，自汗亦止，睡眠良好，大便通畅，舌质红暗，脉细弦。药中病机，为巩固疗效，乃制丸药服用。

处方：黄芩30g，马尾连30g，生地、熟地各30g，川芎15g，杭白芍50g，霜桑叶30g，当归15g，黄菊花50g，女贞子30g，牡丹皮30g，旱莲草30g，生牡蛎90g。

诸药共研细末，炼蜜为丸，每丸10g，早晚各服1丸，白开水送下。

追访言其服药后，诸症大为好转。自己又配丸药一料，服后月经亦未再至，停经至今，身体无不适。

【按】此系一肾阴虚，肝火旺案。其年过半百，月经仍潮，伤精血之甚也。精血虚即肾阴虚也，是以内热甚而肝火为害，烦躁易怒，面赤潮热，口干便结矣。祝师以芩连四物汤合二至丸加桑叶、菊花、牡蛎以滋补肝肾精血，清泻肝火，平肝潜阳，镇静止汗，标本兼治，故不过数剂而病即效。师虑年高，精血亏久，乃嘱服丸药以缓行调补肝肾，而防生变也。

2. 肝郁血虚，心神失养

临床表现多见神情抑郁，情绪不稳，心烦心悸，或心神恍惚，失眠多梦，或无故悲伤哭泣，胸闷太息，喜静怕乱，或烘热汗出，手足心热，口干欲饮，舌淡红，苔薄白，脉弦细。治宜疏肝解郁，养血安神。常用逍遥散（或丹栀逍遥散）合甘麦大枣汤加减（当归10g，白芍10g，生地、熟地各10g，柴胡10g，白术10g，茯苓15g，炙甘草6g，生麦芽30g，大枣10枚，石菖蒲10g，远志10g）或芩连四物汤合甘麦大枣汤加减。

病案举例

例 1. 患者，女，49 岁。

患者停经近半年，近两三个月来无故心情不好，阵阵心烦不寐，善怒太息，怕乱喜独居一室，时有悲伤欲哭之状，下午手足心热，面部烘热汗出，大便偏干，舌淡红，苔薄白黄，脉弦细。

辨证：肝郁血虚，神魂失养。

治法：疏肝解郁，养血安神。

处方：柴胡 10g，白芍 15g，当归 10g，生地、熟地各 10g，白术 10g，茯苓 15g，生麦芽 30g，红枣 10 枚，黄芩 10g，炒枣仁 15g，牡丹皮 10g，炙甘草 6g。

连服 5 剂，3 月 22 日复诊，自感心烦、失眠、手足心热、悲伤欲哭等症大为减轻，大便已不干，每日一行。舌淡红，苔薄白，脉弦细。守上方加生牡蛎 30g（先煎）又进 5 剂。

3 月 27 日复诊，喜告诸症均好转，精神大增，要求服用成药治疗。虑其病效较显，仍需坚持治疗，以资巩固，改服加味逍遥丸 6g 晨服，安神补心丸 1 丸晚服。

丸药连服月余，5 月 25 日带其女儿来就诊。言其诸症悉愈，药已停服。

【按】患者年已七七，正合《内经》“天癸竭，地道不通”。但因肝肾之精血已渐虚亏，而肝常有余用事，气机失于条达，血不养神舍魂，乃致心烦不寐、善怒太息、怕乱喜静、烘热面赤等症生焉。祝师以疏肝养血之法，取逍遥散合甘麦大枣汤加味治疗，实从调肝脾，滋化源入手，令脾健运而气血充，肝条达而气机畅，心神必得养而能寐也。生地、熟地之用，意在滋肾阴，合当归、白芍以精血共补，并涵木以柔肝治横。加牡丹皮、黄芩，又具丹栀逍遥之意，祝师喜以黄芩易山栀，认为山栀清泻三焦之热为长，黄芩以清泻肺热为长，肺金不燥则肾水足而肝得滋润也。

例2. 患者，女，48岁，1992年2月28日初诊。

主诉发作性全身颤抖、烘热汗出半年。于10年前始，每因生气即头痛、抑郁数日方解。去年9月以来出现发作性颤抖，甚则行走不得，伴胸闷心烦，悲伤欲哭，烘热面赤，汗出，每日达十数次。曾在神经科诊断为更年期反应、焦虑状态，予佳乐定、安定、更年康及小剂量雌激素治疗改善不著，近月来有加重之势，月经前后不定，经量偏少，1周方净。

现情绪低落，悲伤欲泣，喜静怕乱，有恐惧感，时发全身颤动，不能自控，胸闷心烦，善太息，口干思饮，烘热汗出，手足心热，舌淡红，苔白腻，脉细弦。

辨证：心肝血虚，肝郁化热，肝风内动。

治法：养血安神，清热凉肝，育阴息风。

处方：黄芩10g，黄连6g，当归10g，白芍10g，生地10g，川芎10g，桑叶10g，菊花10g，女贞子10g，旱莲草10g，钩藤10g，炙甘草10g，生麦芽30g，大枣10枚。每日1剂。

服药14剂，1992年3月16日复诊，言心烦心悸大减，情绪较舒畅，未再悲伤欲泣，烘热汗出亦好转，偶有手抖，仍胸闷不适，乏力恐惧，失眠多梦，舌淡红，苔薄白，脉细滑。守上方去炙甘草、麦芽、大枣，加白蒺藜10g、首乌藤15g、炒枣仁15g、五味子10g，再服14剂。

1992年4月24日三诊，自诉诸症均减，1992年3月25日经至，经前数日症状仍有反复，腰背酸痛。证属肝肾阴虚，血不养心，于前方中去钩藤、白蒺藜、首乌藤、炒枣仁、五味子，加枸杞子10g、川断15g、桑寄生20g、肉苁蓉20g以益肾填精，再服14剂。

1992年5月8日四诊，言1992年4月26日经至，9天方净，情绪较佳。现胸闷、乏力，左手偶颤，舌红，苔薄白，脉细数，仍宗前法调治。

处方：黄芩10g，黄连5g，当归10g，白芍10g，生地、熟地各10g，川芎10g，桑叶10g，菊花10g，女贞子10g，旱莲草10g，桔梗10g，枳壳10g，生黄芪30g，黄柏10g，五味子10g，白头翁30g。服14剂。

1992年6月12日复诊，诸症告愈。乃嘱早服加味逍遥丸6g，晚服杞菊地黄丸1丸，以资巩固。

【按】本案患肝郁日久，郁热化火伤阴，阴血被耗，心神失养，筋脉失濡，故其情志抑郁，悲伤欲哭，心烦不寐，肢体颤动等症发生。祝师施以芩连四物汤合甘麦大枣汤加二至丸、桑叶、菊花、钩藤治之。清热滋阴，养血安神，平肝息风，药吻病机，而诸症好转。后因经前病有反复，而虑方中滋补肾精不足之故，故稍予调整，即加枸杞子、桑寄生、川断、肉苁蓉等益肾填精之品；后又虑其阴虚热盛，气阴两伤，又于上方调整，加用生黄芪、熟地、五味子、白头翁、黄柏、桔梗、枳壳而收功告愈。桔梗、枳壳之用，调其气机升降，与川芎、菊花、桑叶相配，更利肝之疏泄以解郁也；白头翁之用者，祝师取《本草备要》谓其"泻热凉血，有风反静，无风则摇"之旨，认为具抗震颤、解痉挛作用，且常喜与钩藤相伍，用于甲亢、帕金森病以及神经官能症引起的肢体震颤、抽搐等症，颇验。

3. 阴阳俱虚，冲任失调

一般临床症见头晕耳鸣，面红火升，烘热汗出，腰膝畏冷，或乍热乍冷，口淡不渴，尿清便溏，血压波动较大，舌胖大，脉沉细。治宜温肾阳，降虚火，调冲任。方用二仙汤加减（仙茅 10g，仙灵脾 10g，巴戟天 10g，当归 10g，知母 10g，黄柏 10g，白芍 10g，川断 10g，女贞子 10g，木瓜 10g，牛膝 10g）。若大便不成形，加补骨脂 10g，五味子 10g；血压不稳者，加桑寄生 20g，杜仲 10g。

病案举例

患者，女，49 岁，1976 年 5 月 15 日初诊。

主诉头晕耳鸣，血压忽高忽低已半年多。患者 1 年来月经偏多，每次经期 7 ～ 9 日方净，现月经已 2 个多月未至。半年来血压偏高，波动较大，为 180 ～ 140/90 ～ 110mmHg。头晕耳鸣，时心烦口干，面部烘热汗出，一天发四五次，腰膝酸痛且畏寒怕冷，大便溏薄，睡眠时好时差，舌偏胖大，苔薄白，脉沉细数，血压 170/100mmHg。

辨证：阴阳两虚，冲任失调。

治法：调补阴阳，育阴和血。

处方：仙茅 10g，仙灵脾 10g，黄柏 10g，知母 10g，当归 10g，巴戟天 10g，白芍 10g，女贞子 10g，桑寄生 20g，杜仲 10g，川断 10g，川牛膝 10g，生牡蛎 30g（先煎），生地、熟地各 10g。每日 1 剂，服 6 剂。

1976 年 5 月 21 日二诊，药后心烦口干、烘热汗出、头晕耳鸣、腰膝酸痛均有好转，血压 150/95mmHg，睡眠欠佳，大便日一行，不成形，舌淡红有齿痕，苔薄白，脉沉细。守上方去生牡蛎、川断，加补骨脂 10g、五味子 10g、夜交藤

20g，服10剂。

1976年5月31日三诊，服药期间24日突然月经至，色先黑紫量多，3天后转红，28日经净。现感诸症悉为好转，睡眠亦可，大便已成形，血压为140/90mmHg。守上方再服10剂，并以上方配丸药久服，以巩固疗效。

处方：仙茅30g，仙灵脾30g，当归30g，白芍30g，巴戟天30g，黄柏30g，生地、熟地各30g，知母30g，女贞子30g，杜仲30g，桑寄生60g，夜交藤60g，五味子30g，补骨脂30g，木瓜30g，川牛膝30g。

诸药共研末，炼蜜为丸，每丸10g，每服1丸，日3次。

丸药服用中，患者血压一直未出现大的波动，一般维持在140～150/80～90mmHg，偶有寐差，头晕耳鸣。后又配丸药一料，坚持治疗。

【按】患者年值七七，冲任已虚，肾之阴阳俱不足，故出现心烦口干、头晕耳鸣、烘热面赤等阴虚内热之证和腰膝酸痛、畏寒怕冷、大便溏薄等阳虚火衰证。祝师以二仙汤加味治之，用知柏配当归、白芍、地黄、女贞子、夜交藤等以滋阴养血，退虚火，补元阴，所谓“壮水之主以制阳光”；用仙茅、仙灵脾、巴戟天、杜仲、川断、补骨脂等以温肾壮阳，除虚寒，补元阳，所谓“益火之源以消阴翳”。从而阴阳两补，冲任和调，阴平阳秘，血压平稳而病瘳矣。

4. 痰热内蕴、扰动心神

一般症见头脑昏沉，虚烦不寐，口苦泛恶，胸脘痞闷，惊悸多梦，甚至有幻觉，胆小易惊，舌苔厚腻，脉弦滑。治宜清热化痰，安神定志。方用十味温胆汤加减（半夏10g，茯苓15g，陈皮10g，枳实10g，竹茹10g，菖蒲10g，远志10g，酸枣仁10g，五味子10g，甘草6g，夏枯草10g，丹参

15g，黄连 6g）。若腰酸腿软者，加桑寄生、杜仲、木瓜、狗脊；若手足心热、烘热汗出者，加生地、熟地、银柴胡、生牡蛎；若便溏、白带多而有臭味者，加苍术、黄柏、芡实、白芷。

病案举例

患者，女，48 岁，1998 年 7 月 21 日初诊。

主诉少寐失眠已数月。近半年来，睡中多梦，易醒，近两三个月来睡眠减少，有时一夜仅睡两三个小时，头昏，精神不振，胆小易惊，食少纳差，口淡无味，小便尚可，大便三四日一行。月经半年一行，忽多忽少，经前心烦易怒，甚至精神恍惚，腰酸腿软，白带偏多，舌质偏暗，苔白黄腻，脉弦细滑。

辨证：痰热内蕴，心神受扰，冲任不调。

治法：清热化痰，开窍醒神，调养冲任。

处方：竹茹 10g，石菖蒲 10g，枳实 10g，清半夏 10g，陈皮 10g，当归 10g，黄连 6g，茯苓 15g，女贞子 10g，郁金 10g，炒枣仁 15g，五味子 10g，苍术、白术各 10g，川断 15g，桑寄生 20g，炙甘草 6g。每日 1 剂。

1998 年 7 月 28 日复诊，服药 7 剂后，自感睡眠、头昏、心惊害怕、纳食好转，但近两天小腹发胀，腰酸，乳房发胀，有月事欲至之感，舌质紫暗，苔薄白微腻，脉弦细涩。因势利导，以温胆汤合丹栀逍遥散加减。

处方：竹茹 10g，枳实 10g，清半夏 10g，茯苓 10g，广陈皮 10g，当归 10g，赤芍、白芍各 10g，柴胡 10g，白术 10g，丹参 30g，黄芩 10g，川断 15g，桑寄生 20g，益母草 10g，炙甘草 6g。每日 1 剂。

连服7剂，8月4日复诊，言药后两天月经即至，今欲净。自感身倦乏力，头昏嗜卧，但睡不深而梦纷纭，腰膝酸软，饮食欠佳，舌苔薄白，质淡胖大，脉沉缓细。乃经后脾肾不足，气血两虚，拟补中益气汤合寿胎丸加减。

处方：生黄芪30g，党参10g，当归10g，陈皮10g，柴胡10g，升麻5g，炒白术10g，川断15g，桑寄生20g，菟丝子10g，五味子10g，炒枣仁15g，茯苓10g，炙甘草6g。

连服14剂，诸症好转，乃嘱服丸药，以资巩固。朝服补中益气丸1丸，晚服乌鸡白凤丸1丸，连服1个月而病告愈。

【按】是例年近七七，冲任渐虚，肝、脾、肾三脏失调，而湿浊内蕴，化热生痰，心神受扰。祝师从清热化痰、安神开窍、调理冲任入手，标本兼治，令痰热退，神得安，发挥十味温胆汤之效，然后调肝脾、益肾元、滋化源，俾肝得疏泄条达，脾得健运升清，肾得固养益精，分步以温胆合逍遥调肝脾，心胆气宁，继则以补中益气合寿胎以先后二天同补，化源无穷，从而病愈。施治分明，井然有序，运筹帷幄，如操牛耳，诚不愧医界一代宗师。

诊余漫话

我的学术思想

我的学术思想主要是继承了老师施今墨先生的思想，概括起来有两点：一是力倡中西医结合，二是力倡辨证论治。

早在19世纪30年代，施老就有中西医结合之思想。我认为所谓中西医结合主要体现在三个方面：第一方面是西医诊断、中医辨证治疗，这样可以帮助我们了解中医都可以治疗哪些类型的疾病，如我曾以中医辨证治疗“肺蛋白沉积症”取得疗效。中医并不知道哪些药物可以消除痰中蛋白质，通过中医辨证，也可以知道肺蛋白沉积症的治法。第二方面是同时在一个患者身上用中、西两种药物。张锡纯先生就曾把阿司匹林与银翘散合用。现在我治疗糖尿病出现酮体时，就把胰岛素与中药合用。又如治疗妇科闭经的患者，用人工周期加中药，停人工周期后，月经正常可持续半年以上，这说明中西药有协同作用。但也有些有拮抗作用，用中药抵消化疗或放疗的副作用就属此类。如放疗后病人大多出现燥热现象，中医称之为“火邪”，使用升陷汤效果较好。我 认为，中西医结合可以提高中医的治疗水平。第三方面就是 理论上的中西医结合，这是比较困难的。如用现代医学研究 中医的阴阳，现在通过内分泌、生物细胞学等多方面研究可 以看出，阴阳并不是虚无缥缈的。如研究肾主骨，邝安堃教 授从酶入手，发现中药补肾药可以使某些酶的产生增加而促 进骨骼之生成。所以，用现代科学对中医理论进行研究是大 有可为的。

辨证论治是中医的特色，中医必须坚持辨证论治，并不断提高辨证论治的水平。我认为，所谓辨证就是寻找病因病机及治疗规律的过程。有的疾病只能辨出几个证型，每个证型可以拟出一个合适的方子治疗，这就是这种疾病的治疗规律。因此，要辨证与辨病相结合。什么是病？病就是人体阴阳失去平衡，脏腑经络机能出现太过与不及。太过，就会产生实证、热证；不及，就会产生虚证、寒证。中医治病就是调节这种太过与不及，使之趋于平衡。中医的治则中寒者热之、热者寒之、实则泻之、虚则补之，就是这个道理。如对黄芪，有人认为是升压药，其实黄芪是调节血压，不是单纯的升压。补中益气汤也可以治疗许多高血压的患者，把血压降至适合水平。所以中医一定要辨证施治，辨证时一定要根据中医理论。如有一汗出不止的患者，屡用玉屏风散无效，我根据“汗为心之液”的理论，用养心阴的方法治疗，效果很好。这就是中医理论指导实践的例子。辨证确立后就要选择相应的治疗法则。施老善治胃肠病，总结出十种治法，即温、清、补、消、通、泻、涩、降、和、生。温法用于寒证，清法用于热证，补法用于虚证，消法用于食积，通法用于疼痛，泻法用于腑实证，涩法用于肠滑，降法用于呃逆，和法用于胃脘嘈杂，生法用于津枯。中医还有吐法，现基本不用。临床我见到的慢性溃疡病往往寒热凝滞，因此选择半夏泻心汤治疗效果好。再如外感病，一般分风寒、风热两大类，经验说明冬季感冒为风寒束表但有内热，所以既要解表又要清内热；夏季多感受热邪，既要辛凉解表，又要清内热。施老根据病情又总结出七解三清，或三解七清，或五解五清等治法，说明用药要有比重。凡辛凉解表药力轻，辛温解表药力强。用药如用兵，临床用药四百多种，但中药已有七八千种，要懂药性，注意配伍。如黄芩可清肺胃之热，但配白术可安胎，配半夏可止胃酸，配黄连可治妇女更年期烘热，配钩藤、牛膝、菊花可降血压等。

附：病案举例

例 1. 患者，男，44 岁，1978 年 6 月 16 日初诊。

患者咳嗽、咯痰、胸痛、进行性呼吸困难已 1 年。1977 年 3 月突发高热，伴咳嗽、咯痰，经胸透诊为肺部感染，用青霉素、链霉素及庆大霉素等治疗 2 个月，发热退，然咳嗽、咯痰未见明显好转。咯痰呈白色泡沫状，每日十余次，经常胸胁疼痛，疲乏无力，胸闷气短，平地走路气急或上三层楼即感气不接续，连连作喘，纳食减少，体重减轻约 15kg。1978 年 3 月来京收住医院治疗，既往无慢性咳嗽史。

入院检查：体温正常，脉搏 84 次 / 分，血压 100/80mmHg，呼吸 17 次 / 分。发育营养正常，神情合作，面部及手背皮肤较黑，掌纹较深，齿龈、舌上见色素沉着斑，口唇及指甲轻度发绀，杵状指。两肺可闻及散在干啰音，右肺底可闻及湿性啰音，左肺底偶闻湿啰音，呼吸音普遍较低。心律齐，无杂音，心界正常。胸片示两肺中下叶均有广泛片状浸润阴影，边缘模糊，以下叶为多见，部分有融合，其间有腺泡状结节影，无明显肺间质纤维化及肺动脉高压的表现。痰病理检查：有大量粉染蛋白样物（PAS 染色强阳性）。

根据以上病情，拟诊为肺泡蛋白沉着症。1978 年 4 月 10 日行开胸术做肺活检，病理报告证实为本病。1978 年 5 月 6 日开始采用肝素，糜蛋白酶溶于生理盐水中超声雾化吸入，并予活血化瘀中药 6 剂，病情未见明显改善，邀请祝师会诊。

现咳嗽，痰白黏不易咯出，两胁隐痛，胸中满闷，气短不足以息，上楼或活动稍多则气促，乏力纳差，颜面晦暗不华，唇甲青紫，二便如常，脉沉细弦滑，舌体胖有齿痕，舌下静脉瘀张。

辨证：胸中大气下陷，瘀血阻络，痰浊不化。

治法：升举大气，活血通络，肃肺化痰。

处方：生黄芪 25g，知母 10g，柴胡 10g，升麻 3g，桔梗 10g，当归 10g，川芎 10g，丹参 15g，旋覆花 10g（布包），海浮石 10g（布包），葶苈子 10g，生薏苡仁 25g。每日 1 剂。

服中药期间仍继续应用超声雾化吸入治疗。

服上方 6 剂，病情明显好转，饮食增加，气短减轻，因痰量同前，乃于前方加杏仁 12g。续服 30 剂后，饮食由每日 450g 增至 750g，行走及上楼亦不觉气短，并从 1978 年 7 月 14 日开始慢跑锻炼，以后逐渐增加运动量。1978 年 7 月 26 日以后，每天清晨可慢跑 3000 米。肺功能检查：第 1 秒时间肺活量由治疗前 89.5% 恢复到 100%，氧分压由 69.4mmHg 升至 80.2mmHg，肺内分流由 12.4% 降至 7.32%，生理死腔由 44.2% 降至 26.77%。胸片检查：肺内阴影无显著改变。由于病情平稳，于1978年7月27日带方出院返回当地。

处方：生黄芪 25g，党参 15g，知母 10g，桔梗 10g，柴胡 10g，升麻 3g，旋覆花 10g（布包），黛蛤散 15g（布包），紫菀 10g，杏仁 10g，前胡 10g，冬瓜子 30g。每日 1 剂。

【按】肺泡蛋白沉着症系一罕见疾病，国内外报道甚鲜，中医亦无此病名。祝师遵循中医辨证论治原则，参综四诊，认为此案系大气下陷症。近代名医张锡纯先生对该症颇有论述，其于《医学衷中参西录》中云："胸中所积之气，当名为大气……《内经》之所谓宗气，亦即胸中之大气"。并指出："胸中之气，独名为大气者，诚以其能撑持全身，为诸气之纲领，包举肺外，司呼吸之枢机，故郑而重之曰大气。夫大气者，内气也；呼吸之气，外气也。人觉有呼吸之外气与内气不相接续者，即大气虚而欲陷，不能紧紧包举肺外也……此气一虚，呼吸即觉不利，而且肢体酸懒，精神昏聩，脑力心思，为之顿减。若其气虚而且陷，或下陷过甚者，其人即呼吸顿停昏然罔觉。"祝师以张氏升陷汤为主方加化瘀通络之品当归、川芎、丹参，降气肃肺之药葶苈子、旋覆花，健脾化痰之药海浮石、生薏苡仁，以助主方"治胸中大气下陷，气短不足以息，或努力呼吸，有似乎喘。或气息将停，危在顷刻"之症，即奏"以贯心脉，而行呼吸焉"之效。在用超声雾化吸入疗法基础上，仅服中药 30 余剂，患者明显好转，取得较好疗效，诚不失为一中医辨证论治理论指导下之杰作，亦是中西医结合、优势互补的成功范例。

例 2. 患者，女，54 岁，1992 年 2 月 27 日初诊。

主诉：患高血压 18 年，左半身无力 3 个月。于 1974 年始血压增高，一般在 150 ～ 180/90 ～ 110mmHg，服降压西药可降至正常，停药则反复，伴头昏耳鸣、胸闷心慌等。今年元旦以来，自觉左侧肢体酸沉无力，麻木不适，曾服牛黄降压丸、复方丹参片等无效。今血压为150/110mmHg，服复方降压片，每日3片。

现左侧半身酸沉无力、麻木，手握力尚可，头昏耳鸣，胸闷心慌，心烦易怒，口干失眠，睡眠中常有小腿抽筋，二便如常，舌淡红，舌下络脉瘀张，脉细弦。

辨证：气虚血瘀，肝阳上亢。

治法：益气活血，平肝潜阳。

处方：生黄芪30g，当归10g，川芎10g，赤芍15g，桃仁10g，红花10g，地龙10g，丹参30g，葛根15g，鸡血藤30g，桑寄生20g，钩藤10g，菊花10g，牛膝10g，伸筋草20g，五味子10g。每日1剂。

服药1个月，1992年4月16日复诊，其左侧肢体较前有力，睡好，小腿未抽筋，今血压150/106mmHg，舌淡暗，脉细弦。守方去伸筋草、五味子，加夏枯草10g、狗脊15g。上方间断服用，血压渐趋正常，肢体亦觉有力。1992年5月24日劳累后突发心前区闷痛、憋气，后背怕冷，外院查心电图示：心肌供血不足，疑为冠心病。1992年6月11日三诊，自觉心区隐痛、憋气，胸闷，头昏，耳鸣，后背怕冷，舌红暗，脉细弦。病机如前，故守原法为治。

处方：生黄芪30g，当归10g，川芎10g，赤芍15g，桃仁10g，红花10g，地龙10g，丹参30g，桂枝10g，菖蒲10g，郁金10g，桑寄生20g，鸡血藤30g，狗脊10g，枸杞子10g，菊花10g。每日1剂。

服药1个月有余，血压正常，头晕、胸闷、心痛均愈，仅觉左下肢略有沉重感。

【按】是案已年过半百，下元冲任已虚，肝肾精血已亏，常阴虚阳亢。《内经》云：“诸风掉眩，皆属于肝。”故出现头晕耳鸣、左侧肢体酸沉麻木、小腿抽筋等中风之兆。其乏力、心慌、脉细亦是半百之人气血不足之症，且气血不足更易出现肢体乏力麻木，筋肉抽搐，即《内经》所谓“荣卫俱虚则不仁且不用”。祝师据此而辨证此案属气虚血瘀、阴虚阳亢、风阳内动之病机，乃拟益气养血、通络息风、育阴潜阳之法，取补阳还五汤以益气活血加丹参、鸡血藤等养血通络之品和桑寄生、牛膝、钩藤、菊花、五味子、葛根、枸杞子等育阴平肝潜阳之药治之，标本兼顾，而获良效。又不难看出祝师施治不拘于高血压病，而重辨证，是以黄芪、桂枝、伸筋草、狗脊等益气温通之品用之无弊矣。

加强理论学习　提高辨证水平

辨证论治是中医学之精髓和特点。我常讲要加强理论学习，提高辨证论治水平，这是形势的需要。目前有的中医大夫临床基本功不扎实，对中医辨证论治掌握不够好，看病时总是追求所谓“特效方”“特效药”，或热衷于抄录偏方、验方。以所学之方去对患者所患之病，一旦遇到疑难杂症，或没有特效方、特效药的，则往往心中无底，束手无策，无所适从；或开大方，“漫天撒网，冀有一获”。如此等等，毫无法度，即没有遵循辨证论治的原则。我并不否认验方的作用，验方仅是对某个病的某个类型或某个阶段有作用，而不能对这个病各类型和各阶段都有效。仲景之经方及后世之时方在一定意义上也可以称之为“验方”，不过应在辨证的前提下使用，才会奏效。人之体质不同，病因不同，病之轻重不同，病程长短不同，这些不同矛盾，要用不同的方法去解决，运用中医理论，辨证论治，才能达到这个目的。

讲“辨证论治”，首先要把“证”和“症”弄清楚，“证”与“症”是两个不同概念。汉代并无“症”字，这是后世为区别“证”字才创立出来的。“症”是指症状而言，如乏力、纳差、腹胀、便溏、口淡等都是症状。医生根据这些不同症状再结合客观检查，运用中医理论进行分析、归纳为证候，如上所述诸症状可辨为脾虚运化不力。针对这一证候而立益气健脾之法，选用六君子汤加味治疗，这就是辨证论治的全过程。理、法、方、药浑然一体，这是中医特色。

辨证论治尤为突出地体现在“同病异治”和“异病同治”上，同病异治的提法，首见于《素问·病能论》和《素问·五常政大论》，异病同治是后世提出来的。古时的含义与现在之含义不太一样。从前“病”字是指病证或病因，现在“病”字含义多指病名而言。

我治过一个肝功异常的患者。此人乏力纳差、腹胀、便溏、尿黄，舌淡苔白微腻，脉弱，转氨酶 500U，经服“降酶验方”和五味子之类治疗，服药数十剂，转氨酶没有降下来。来我处就诊后，根据以上症状辨证为脾虚运化不力，选用“香砂六君子汤”加山药、莲子肉益气健脾，同时配茵陈重用之以清利肝胆，服药十余剂，则脾复健运，诸症消失，转氨酶也正常了。

又治过一患泌尿系统疾患的患者，是中年妇女。其左侧腹部阵发性绞痛，伴有显微镜下血尿；X 线腹部平片示左侧输尿管中段 4mm × 5mm 大小的结石；肾放射图检查示左肾呈直线上升。注射示踪剂 20min 未见排出，说明左肾功能异常。根据患者体胖、颜面浮肿、肢体微肿、气短乏力、纳差、腰痛、便溏、尿短、舌淡有齿痕、舌下静脉怒张、脉沉细，辨证为气虚血瘀。又据输尿管中段发现结石，辨证为石淋。乃立益气活血、化石通淋之法，用“五味异功散”为主方，配伍活血药王不留行、郁金，通淋药木通、金钱草、海金砂、海浮石、鱼脑石等，随症加减治疗 1 个月，诸症好转。复查 X 线腹部平片，结石消失，肾放射图显示正常，尿常规亦正常。

第一个病例为肝功异常，第二个病例为肾结石。病名、病种不同，但证候相似，故悉用益气补中之法为主，再结合辨病用药，这就是异病同治。再有，同样是糖尿病，可辨证分为“气阴两虚型”“阴阳两虚型”“阴虚火旺型”“气虚血瘀型”“燥热入血型”等，分别采用不同的方药，皆能取得疗效。这就是同病异治。异病同治、同病异治，必须通过辨证才能分清，也只有通过辨证去指导治疗，才能取得异曲同工之妙。

然而这一切，必须加强中医理论学习，牢牢掌握八纲辨证、脏腑辨证、六经辨证、卫气营血辨证等方法，不断提高辨证论治水平。

附：病案举例

患者，女，58 岁，1992 年 7 月 20 日初诊。

患者今春查体时发现白细胞减少，最低时 2.1×10^9/L，平均波动于（3.1 ～ 3.6）$\times10^9$/L。并逐渐感头晕、乏力，曾服利血生、鲨肝醇等治疗，白细胞未见上升。今查白细胞为 3.6×10^9/L，血红蛋白为 122g/L。

现头晕乏力，耳鸣，腰酸痛，下肢浮肿，大便溏薄，舌尖红，苔薄白，脉细弦。

辨证：气血两虚，脾肾不足。

治法：益气养血，健脾补肾。

处方：生黄芪30g，党参10g，白术10g，升麻5g，柴胡10g，陈皮10g，炙甘草5g，当归10g，生地、熟地各10g，女贞子10g，桑椹子10g，苍术10g，苏梗10g，藿梗10g，生薏苡仁30g。每日1剂。

连服14剂，头晕乏力好转，耳鸣消失，大便成形。白细胞仍为$3.6\times10^9/L$。守上方去苏梗、藿梗、生薏苡仁、女贞子、桑椹子，加白蒺藜10g、首乌藤15g，炒枣仁15g、五味子10g。再服14剂，水肿减轻，白细胞升至（4.0～7.8）$\times10^9/L$。又以上方加减连服40余剂，诸症消失，多次复查白细胞为（4.8～5.2）$\times10^9/L$，舌脉正常，守方再服14剂，以巩固疗效。

【按】此例粒细胞减少证属中医“虚劳”病范畴，就其证而言为气血两虚、脾肾不足。脾为后天之本，气血生化之源，主运化，升清气；肾为先天之本，主藏精，生骨髓。患者诸症产生实系先后二天之不足所致。故祝师乃以东垣老人补中益气汤加益肾填精之品治之，意取补中益气汤以益气升阳健脾以复化源，令气血得补；加生地、熟地、桑椹子、女贞子、首乌藤、酸枣仁、五味子以益肾填精，且养肝血，精血同源，而生化不息矣，故病得瘳。由之与祝师前文异病同治之例又不谋而合，悉从脾虚为主论治也。

精通治法　善于应用

治病首先要辨证明确，其次就要精通治法，精通的目的在于应用。中医的治法十分丰富，例如“上病取其下，下病取其上，上下均病取其中”的治法，我常用在治疗血证上。人体之上部出血，为病在上，如鼻衄、咯血、呕血等，治疗方法则“取其下”，用降火、降气法，在辨证选方基础上加小蓟、牛膝、苏子、代赭石之类；人体之下部出血，为病在下，如尿血、便血、崩漏等，治疗方法为“取其上”，用升提法，在辨证选方的基础上加升麻、柴胡、黑芥穗、生荷叶之属。如人体上下均出血，如上则吐、衄，下则便血、尿血或崩漏等，治疗唯有“取其中”。可选用独参汤或五味异功散等为主，补中益气，令中气旺则血自归经。先师施今墨先生曾治一人，暴怒伤肝，呕血盈碗，便血如注，脉微欲绝，乃取老山参一支，炖汤频服，一昼夜而血止。又一青年，因呕血、便黑如柏油样而急诊，大便检查潜血强阳性，西诊检查未找到原因，出血已 10 天不止。我据其形体瘦弱、面色苍白、唇淡、舌淡、舌边有齿痕、脉细弱，辨证为气不摄血。上下均病、治取其中，予五味异功散加生地 30g、白茅根 30g、仙鹤草 30g，服药十余剂，出血渐止，检查大便潜血阴性，而于原方中又加生黄芪，1 个月后恢复健康。但是，不是所有出血证均用上述治法，运用治法必须做到“法与证合”。如一女青年，血尿日久，尿常规检查红细胞满视野，辨证属阴虚内热，迫血妄行，用六味地黄汤加清热凉血止血之品，初用尚有良效，继用反而无效。邀余会诊，审之证与方合，奈何无效呢？细虑之，虽阴虚血热，然久服寒凉之品，恐火与寒相格拒，郁火不得清解，据《内经》“火郁发之”之旨，于原方中少佐温热发越之药麻黄、荆芥，服药十余剂，尿血渐止。证明临床既要辨证明确，精通治法，还要善于运用治法，二者缺一不可。

上述治法，仅为百法中之一二，借以说明治法的重要而已。

附：病案举例

患者，女，71 岁，1985 年 1 月 28 日初诊。

患者绝经 17 年，间断阴道流血 4 年。自 1981 年 3 月起，无明显诱因而发生阴道出血，1 个月内发生 4 ～ 6 次；10 月起，出血量增多，每月必有四天量多如月经。曾服健脾补肾之中药不效。诊断性刮宫病理诊断为：凝血炎性渗出物及少许破碎的增殖期宫内膜，间质中有淋巴细胞浸润。

辨证：阴虚血热，迫血妄行。

治法：滋阴清热，凉血止血。

处方：生地 10g，白芍 30g，茜草根 10g，槐花 10g，大蓟、小蓟各 10g，女贞子 10g，旱莲草 10g，生蒲黄 10g，艾叶炭 10g，血余炭 10g，乌贼骨 10g，煅龙骨、牡蛎各 30g。服 14 剂。

1985 年 2 月 15 日复诊，言服药 4 剂后，阴道流血即止，坚持服完 14 剂。因手指麻木，上方加葛根 15g。嘱隔日 1 剂服，又投 15 剂。

1985 年 11 月追访，告药服完，迄今未再出现阴道流血。

【按】此患者西医诊为绝经后子宫出血症，属于中医

"崩漏"范畴，一般预后欠佳，但该患者经妇科和病理检查未发现恶性病变。中医治疗一般对之亦从其为年迈老妪，脾肾不足为治。然而其已服过健脾补肾剂数十剂而不效，故其病机必有玄妙之处。祝师审慎精思，认为年高出血日久，必伤肝肾之阴，阴精亏耗，相火必旺，热扰血室，则下血难愈矣。乃用清血调经汤主之，以生地、白芍、二至丸滋阴养血治其虚；大蓟、小蓟、茜草、生蒲黄、槐花以凉血止血，配合生地、白芍、二至丸以滋阴清热、养血止血，标本同治；血余炭、艾叶炭、煅龙骨、牡蛎、乌贼骨收敛止血治其标，共奏滋阴清热，养血止血之效。不难看出，大医临证辨证准，治法精，通权变，方药灵。

勤求古训与博采众方

张仲景在《伤寒杂病论·原序》中有"勤求古训，博采众方"这两句话，我非常赞赏。勤求古训就是要接受和继承前人的宝贵经验，许多古方都是前贤在临床上经过千锤百炼累积而来的，显示出卓越的疗效。《伤寒论》《金匮要略》之经验方和唐宋金元之时方，时至今日仍屡用不爽，备受推崇，所以我们要认真学习，悉心体会。但是古代疾病种类不如现代广泛，其原因之一就是古人认识和检查疾病的手段不如今人，再者古代社会环境也不如现代复杂，如放化疗后综合征、艾滋病等疾病都是古代所没有的，所以使用古方时要经过思考、运化，从而扩大它的治疗范围。譬如苓桂术甘汤原为仲景治疗"心下有痰饮，胸胁支满，目眩"的通阳化饮方，我常用其合小半夏加茯苓汤治疗美尼埃病引起的眩晕、呕吐，效果很理想。当归六黄汤出自《兰室秘藏》，原治阴虚盗汗、汗出沾衣、淅淅而燥热者，我在临床见不少甲亢病人燥热多汗、心烦易怒、心慌失眠等阴虚内热之象，于是选其加沙参、麦门冬、五味子、生牡蛎等治疗，很快就能控制症状，也可以认为是古方今用。又若当归芍药散，在《金匮要略》中云："妇人怀妊，腹中绞痛，当归芍药散主之"。其应用范围比较狭窄。数年前我曾治1例尿毒症的老年妇女，由于尿中毒致神识昏迷，头身抽动，手足震颤不已，入院急诊抢救，经用镇静、止痉药等皆不能解除神昏肢颤，乃邀余会诊。患者唇干面青，双目紧闭，尿少不畅，肢冷不温，按手止颤取脉为细弦数，启口观舌淡暗。辨证为血虚风动，湿阻窍闭。依"诸风掉眩，皆属于肝""治风先治血，血行风自灭"的理论原则，乃立养血柔肝、渗湿开窍之法，选当归芍药散加味为治。方中以当归、川芎、白芍养血柔肝；白术、茯苓、泽泻利水渗湿，使邪有出路，导水湿之毒从小便而去，并配以白蒺藜、生牡蛎息风平肝，水牛角开窍醒神。服1剂后头定神清，2剂后尿量增多、肢颤消除，3剂药后患者可下床活动，由家属搀扶来谢。

至于博采众方是要我们向现代名家虚心求教，不耻下问。我认为，不论是哪一级的医生，或由书刊、杂志所载，甚至民间流传的，只要方药有效，益于病家，我们都要取其所长，化为己用。我曾向宋向元先生求教过如何使用麻黄连轺赤小豆汤治疗支气管哮喘、肾炎水肿的经验。又如验方过敏煎，是我从杂志上看到的，非我所创，但经我体会和运化之后，治疗荨麻疹、湿疹、支气管哮喘、过敏性紫癜等确有实效。1974年在医院急诊室参加抢救一肝昏迷患者，家属举荐一民间验方，药味有十几种，我根据病情裁减为六味药，患者服后次日神志转清。后来于北京协和医院配制为成药“牛麝散”，用于治疗多例肝性脑病和高热神昏患者颇有效验。又如我治疗瘀血型糖尿病所用广木香、当归、益母草、赤芍、川芎为主药组成降糖活血方，并非我创造，而是有其来源的。有一种ABO新生儿溶血性黄疸病，原因是母婴血型不合产生抗体后溶血，新生儿出生后全身黄染，存活率很低。西医以换血疗法治疗，但一般基层医院很难做到，所以认为有该病病史的妇女不宜再次怀孕。曾有一位新生儿溶血病史的孕妇，再次怀孕后我院产科建议其中止妊娠，本人坚持不中止。1年后抱子复诊，母子均健，未出现过黄疸。询其原因系在孕期服当地某老中医的中药预防，成分就是上述五味药。协和医大谢少文教授等进行药理研究，发现该方确有抑制或消除免疫性血型抗体的作用。我考虑糖尿病发病机理上有部分人与自身免疫有关，又结合患者有诸多血瘀见症，所以用其为主药组成降糖活血方，既有活血化瘀之功又有抗自身免疫反应的作用。

附：病案举例

例1.患者，女，24岁，1986年5月13日初诊。

主诉：反复发作风疹团已4年。

1986年4月17日因病发扁桃体炎，继而恶寒发热，恶心呕吐，厌食，胸闷气短，全身又出风疹团，曾服苯海拉明、强的松，静脉滴注氢化可的松，症状无甚改善。做皮肤试验，对大米、小麦粉、鸡蛋、牛奶、猪肉、羊肉、海鱼、花生、芝麻、葱、蒜、白菜、土豆等均显阳性。服中西药后恶寒发热已除，余症仍在，风疹团发得快，退得快，疹块略高出皮肤，色鲜红，无水泡，退后不留痕迹，且腹痛、腹泻，日二三行，烦躁不定，舌淡红，苔薄黄腻而干，脉细滑。皮肤划痕征阴性，腹平软，肠鸣音活跃。诊断为荨麻疹。

辨证：风邪外侵，湿热内盛。

治法：散风除湿，解毒止痒。

处方：银柴胡 10g，乌梅 10g，防风 10g，五味子 10g，地肤子 10g，白鲜皮 10g，白蒺藜 10g，牡丹皮 10g，紫草 10g，大生地 10g，芦根 30g，白茅根 30g，生甘草 6g。

每日 1 剂，同时配服抗过敏西药，一直服到 6 月 10 日，一般情况较好，但疹团仍反复发作，舌苔薄白，脉弦滑。更改处方：麻黄 3g，赤小豆 15g，蒲公英 15g，连翘 10g，桑白皮 10g，牡丹皮 10g，白蒺藜 10g，紫草 10g，白鲜皮 10g，乌梅 10g，五味子 10g，马齿苋 20g。每日 1 剂。

连服 7 剂，1986 年 6 月 17 日复诊，言药后风疹团减少，大便成形。守上方加黄芩 10g，并减服西药，至 1986 年 6 月 23 日停用西药，风疹块未再发作。以后可进食米饭，胃纳可，大小便正常。仍服前方 10 余剂以巩固疗效。1986 年 7 月 9 日又作皮肤试验，对于小麦、鸡蛋、香油呈强阳性，海鱼显阳性，大米、葱显阴性。

【按】本例荨麻疹者，祝师首施验方过敏煎（银柴胡、防风、乌梅、五味子、甘草）加味治疗，但用后无效。乃易仲景麻黄连轺赤小豆汤为主治疗而获显效。究其理，肺主皮毛，司呼吸，麻黄宣肺达表，开腠理而发汗，平喘咳而利水；连翘解毒清热、疏散风热。二药相伍疏散宣透肌表之风热毒邪，令风疹之邪从表解。桑白皮（代梓白皮）、赤小豆既能清泻肺热，又利水，俾湿热之邪从小便而去。

四药为主，风热湿毒从表从内分消而除矣。又佐以牡丹皮、蒲公英、紫草、白蒺藜、白鲜皮、马齿苋、乌梅、五味子等，一是助主方以解毒清热，二为疏风止痒、敛阴生津以防伤正也。配伍娴熟，主次分明，师古而不泥古，可谓善学也。

例 2. 患者，男，60 岁。发热（体温 38.5℃）、咳嗽一周余，用青霉素、链霉素治疗 3 天热仍不退。化验血常规：白细胞 7.8×10^9/L，嗜酸性粒细胞 20%。西医诊为过敏性肺炎。请祝师诊治，舌红，苔薄白，脉微浮略数。采用常规辛凉解表法治疗 3 天，热仍不退。

二诊，师据患者嗜酸性粒细胞高，乃改服过敏煎加荆芥 10g、百部 10g、前胡 10g、桔梗 10g 治疗，仅服 2 剂热退咳减。查血常规：白细胞 7×10^9/L，嗜酸性粒细胞 8%，嘱再服 2 剂以收功。

【按】是例过敏性（肺炎）疾患，祝师以过敏煎加宣肺止咳之荆芥、百部、前胡、桔梗治疗而速获全功，可谓立竿见影。祝师淳朴学风之遗迹，将永照而诲育后学也。

也谈用药如用兵

《孙子兵法》云：“知己知彼，百战不殆”。历代兵家无不奉为规圭。医家治病，犹如兵家打仗，用药用兵，悉同此理，故清代名医徐大椿有“用药如用兵论”。

用药如用兵，意即医家治病需通晓药性，用之得当，则疾病立消，犹如兵家用兵，用之得当，则旗开得胜。若医家不谙药性，用药不当，则不仅病未去，反伤正气，甚至贻误性命。历代医家有名者，无不善用药。如已故著名医家施今墨先生在用药上颇有创新，深得用药之妙。施先生治病，常以两药相伍为用，名之曰：对药。配伍得当，常能取得奇妙之功效。如黄芩单用可以清肺胃之热，配伍白术则为保胎圣药；配伍半夏则可制胃酸。一味药经过巧妙配伍，能超出原有的功效，可见配伍用药是很有学问的。其他如桔梗配枳壳，一升一降，上下通达，能理气机；苍术配玄参，一燥一润，一散一收，治消渴、降血糖。这种例子很多，不胜枚举。关于对药配伍方法，古代医家亦不乏其例。张仲景于《伤寒论》桂枝汤中，以桂枝配白芍，一阳一阴，一表一里，一通一收，以调和营卫；生姜配大枣，一表一里，一辛一甘，既调营卫，又保胃气，其择药之精，组方之妙，令人叹为观止。

以上例子说明熟知药性、合理配伍组方之重要性。这亦是学习中医重要的基本功，掌握好这项基本功，辨证准确，治疗中便可驾轻就熟，犹如兵家通晓兵法，胸中自有雄兵百万，如是方能调兵遣将，运筹帷幄，指挥若定，决胜千里。

附：祝师常用药对一览表

<table>
<tr><th colspan="2">药对</th><th colspan="2">作　用</th><th>用量</th><th>备注</th></tr>
<tr><td rowspan="7">清热解毒凉血类</td><td>金银花</td><td>性味甘寒，轻扬芳香，既清气分之热，又可解血分之热毒，为清热解毒之佳品</td><td rowspan="3">三药合用，相互促进，对上焦热毒疗效尤佳，如外感风热、咽喉肿痛、颌下淋巴肿、口疮等</td><td>10g</td><td rowspan="3"></td></tr>
<tr><td>连翘</td><td>性味苦寒，善泻心火，散风热，破血结，为“疮家圣药”，用于各种疮疡疖肿症</td><td>10g</td></tr>
<tr><td>板蓝根</td><td>性味苦寒，凉血解毒，清热凉肝，善疗头面热毒肿疡、大头瘟、咽喉肿痛等</td><td>15g</td></tr>
<tr><td>升麻</td><td>性味甘辛微寒，善发表透疹，又清解阳明经热毒，疗口疮、胃热上扰等症，并举陷升阳</td><td rowspan="2">二药相配，直达上焦，治风热蕴毒所致咽喉、牙龈肿痛等</td><td>10g</td><td rowspan="4"></td></tr>
<tr><td>桔梗</td><td>性味苦平，开宣肺气，能利咽解毒，治咽喉肿痛，并善祛痰止咳，排脓升提，载药上行</td><td>10g</td></tr>
<tr><td>生甘草</td><td>性味甘平，生用泻火解毒，缓急止痛，对实验性胃溃疡有抑制作用</td><td rowspan="2">二药相配，清热解毒、缓急止痛，对咽喉肿痛、口舌及胃溃疡疗效颇佳</td><td>10g</td></tr>
<tr><td>蒲公英</td><td>性味苦甘寒，清热解毒，消痈疡肿毒，并能利胆退黄。实验证明对幽门螺旋杆菌有抑制作用</td><td>20g</td></tr>
</table>

（续表）

药对		作　用		用量	备注
清热解毒凉血类	土茯苓	性味甘平，利湿清热，兼可解毒，善疗湿热疮疡、疹毒	二药相配，清热解毒、利湿疗疮，并抗病毒感染，治乙肝 HBsAg 阳性等	15g	
	草河车	性味苦寒，入肝经血分，清热解毒而疗疮消痈		10g	
	牡丹皮	性味苦辛寒，擅凉血祛瘀，以凉血不留瘀、活血不动血为长，并善清阴分之伏热，为治无汗骨蒸之佳品	二药相配，凉血活血、解毒化斑、透疹止痒。治疗血热毒盛之发斑、斑疹、紫癜、皮疹、银屑病	10g	
	紫草	性味甘咸寒，入心肝经血分，长于凉血活血、解毒透疹、利尿滑肠		10g	
	生地	性味甘寒，滋阴凉血，清热止血，治疗阴虚、血热之出血症，如吐血、衄血、下血、发斑等	二药相配，滋阴清热，凉血止血，疗阴虚内热，血热妄行之发斑、紫癜及吐血、衄血、尿血等	10～15g	
	白茅根	性味甘寒，入血分，能清热凉血止血、利尿生津、导热下行		30g	

（续表）

药对		作　用		用量	备注
清热解毒凉血类	谷精草	性味甘平，轻清上浮，疏散风热，明目退翳，治肝经风热之目赤羞明、头痛牙痛	谷精草长于疏散清热，密蒙花清肝养肝润燥，相配后善疗糖尿病性视网膜病变、黄斑变性或白内障等	10g	
	密蒙花	性味甘寒，养血明目，清肝消翳，主治肝热、肝阴不足之目赤多泪、青盲翳障		10g	
散寒除湿通络类	白蒺藜	性味辛苦微温，轻扬疏散，既宣散风热、祛风明目、止痒，疗目赤多泪、头痛头晕、风疹瘙痒、白癜风等；又能平息肝风、疏肝解郁，治肝风头痛头晕及肝气胁肋疼痛	二药相配散风清热、除湿止痒，相辅相成，用于皮肤瘙痒症、妇人外阴瘙痒、风疹、荨麻疹、湿疹等	10g	
	地肤子	性味辛苦寒，辛散肌肤之风而止痒，苦泻于内清利湿热，利小便，善治风湿袭表之风疹、湿疹瘙痒		15g	
	白蒺藜	功用见上，《本经逢源》谓之“治风明目要药”	二药相配，治疗多种目疾，如急性结膜炎之目赤肿痛、迎风流泪、青光眼、白内障等	10g	
	木贼草	性味苦甘平，疏风散热，退翳明目		10g	

（续表）

药对		作用		用量	备注
散寒除湿通络类	川芎	性味辛温，祛风止痛、活血行气，为“血中气药”，善治气郁血滞诸痛及外感风邪之头身痛	三药相伍，可达头面，祛风止痛，活血通络，长用于少阳、阳明经头痛。祝师还用于糖尿病视网膜病变、面瘫、三叉神经痛、血虚肝旺之头晕头痛等病症	10g	
	白芷	性味辛温，芳香辛散，祛风燥湿，通窍止痛，善治阳明经头面之诸疾		10g	
	菊花	性味甘苦寒，疏风泄热、清肝明目，养肝阴，可升散，可降泄，能清能补		10g	
	白头翁	性味苦寒，清热燥湿，解毒凉血，善治热痢。《本草备要》谓其：“泻热凉血，有风反静，无风则摇。”能疗血热动风之震颤瘛疭	二药相配，清热凉血、息风止痉。祝师常用治甲亢、帕金森病和神经官能症之肢体抽搐、震颤等	30g	
	钩藤	性味苦平，入肝、心包经，能清热息风，善疗惊风抽搐、肝风内动之眩晕、肢体麻木等		10g	
	豨莶草	性味苦平微寒，能祛风湿，而补肝肾，善治风湿痹痛、四肢麻木、腰膝酸软、中风瘫痪。药理研究表明其有镇静降压作用	二药相配，祛风湿、通经络、清热定惊。用治高血压、颈椎病及糖尿病神经病变、中风后遗症等	15～20g	
	地龙	性味咸寒，清热息风定惊、通络疗痹，主治惊风抽搐、风湿痹痛、半身不遂		10g	

（续表）

药对		作　用		用量	备注
散寒除湿通络类	羌活	性味辛苦温，入太阳经，善治头项脊背上肢风寒及心痛彻背等	二药具扩冠状动脉及定痛作用。二者寒温并用，可疗冠心病心痛彻背	10g	
	菊花	《日华子本草》云其：“利血脉，治四肢游风，心烦，胸膈壅塞。”		10g	
	桂枝	性味辛甘温，辛散温通，助阳化气，善治风寒湿痹痛	二药相配，一温一寒，一散一敛，温通经脉，蠲痹止痛，敛阴止酸。祝师用治痛风之关节肿痛及脾胃虚寒之胃痛等	10g	
	生牡蛎	性味咸寒，敛阴潜阳，软坚散结，制酸止痛（可治疗胃酸、胃痛）		30g	
	桂枝	功用见上，善通经助阳，除肢体之寒凝	二药相配，寒热并用，调理阴阳	10g	
	黄连	性味苦寒，能清上焦之燥热		5g	
	桑寄生	性味苦甘平，善补肝肾而强筋骨，并治风湿，舒筋通络，为安胎良药。药理研究表明其有强心、降压、利尿作用	二药相配，补肝肾，强筋骨，活血通络，养血舒筋，补中有通	20g	
	鸡血藤	性味苦甘温，活血补血，舒筋通络，常治血虚而瘀滞之经闭、痛经或血不养筋、脉络不通之肢体麻木、风湿痹痛等		30g	

（续表）

药对		作用		用量	备注
散寒除湿通络类	石菖蒲	性味辛温，其气芳香，宣化湿浊，开窍豁痰，醒脾开胃。《本经逢源》云："开心孔，通九窍，明耳目，通声音，总取辛温利窍之力。"以辛香利窍醒神为长	二药相配以通利见长，相须为用。祝师常治鼻窍不通，耳聋及输卵管不畅等	10g	
	路路通	性味苦平，通十二经，能祛风通络、利水除湿，治肢体痹痛，手足拘挛，水肿胀满，经闭乳少		10～15g	
	生蒲黄	性味甘辛凉，生用凉血消瘀，炒用止血，外用治重舌、口疮；内服止痛消瘀，或止血	二药相配，活血化瘀，燥湿祛痰浊，治口舌生疮、舌肿疼痛、中风舌謇失语	10g	
	白术	性味甘辛温，补益脾胃，燥湿健脾，止汗安胎		10g	
	木瓜	性味酸温，柔肝舒筋，和中祛湿，善治吐泻转筋、湿痹脚气	二药相配，入肝经，寒温并用，以木瓜引青黛下行于足，治湿热下注，筋脉挛急之足跟痛、腓肠肌拘急	10g	
	青黛	性味咸苦寒，清热凉血，解毒消痈，多用于湿毒发斑、吐血咯血		10g	

（续表）

药对		作　用		用量	备注
活血化瘀止血类	丹参	性味苦微寒，入血分，能养血活血、凉血清热，治疗瘀血肿块、祛瘀通经、养血安神	二药相配，善治血热瘀结诸证。祝师用治慢性肝炎、肝硬化及妇人子宫内膜异位症（痛经）等	30g	
	茜草	性味辛苦微寒，生用凉血祛瘀，炭用止血		10g	
	丹参	功用见上	二药相伍，生津止渴，祛瘀生新，降低血糖	30g	
	葛根	性味甘辛平，生津止渴，升阳止泻，透疹舒筋，多用于麻疹不透、湿热下痢、发热口渴、项背强急		10～15g	
	丹参	功用见上	二药相伍，既能祛瘀活血，又能止痛消脂，用于心绞痛、高血脂	15～30g	
	生山楂	性味酸温，善消肉积降脂，并破气散瘀		10～15g	
	当归	性味辛甘温，善补血活血，为调血要药，并能润肠滑肠，治血虚贫血、瘀血肿痛、月经不调、癥瘕	三药相伍，养血活血，行气止痛，川芎理血中之气；当归下行和气中之血；丹参通一身之血脉	10g	祝师常用治慢性阻塞性肺病、肺间质纤维化、冠心病之心绞痛等
	川芎	功用见上		10g	
	丹参	功用见上		30g	

（续表）

<table>
<tr><th colspan="2">药对</th><th colspan="2">作 用</th><th>用量</th><th>备注</th></tr>
<tr><td rowspan="7">活血化瘀止血类</td><td>当归</td><td>功用见上</td><td rowspan="3">三药均入肝经血分，消癥散结，行血通利。祝师多以之治疗老年前列腺增生所致排尿不畅、妇女经闭</td><td>10g</td><td rowspan="3"></td></tr>
<tr><td>丹参</td><td>功用见上</td><td>30g</td></tr>
<tr><td>王不留行</td><td>性味辛苦平，走而不守，善通利血脉，化瘀散肿，催生下乳。《本草新编》云：“其性甚急，下行而不上行者也。”</td><td>10g</td></tr>
<tr><td>桂枝</td><td>温通血脉，调经止痛，治血脉闭阻之闭经、痛经、肢体疼痛</td><td rowspan="2">二药相伍，一温一寒，入血分而通经散瘀，治疗血瘀经闭、痛经以及下肢血管阻塞之肿痛</td><td>10g</td><td rowspan="2"></td></tr>
<tr><td>牡丹皮</td><td>性味苦辛寒，凉血清热，行瘀调经。善治热结血滞之斑疹、吐衄、经闭和痈肿</td><td>10g</td></tr>
<tr><td>苏木</td><td>性味甘辛凉，具活血祛瘀、消肿止痛之功，善治跌打损伤、瘀血肿痛及血滞经闭、痛经</td><td rowspan="2">二药相配，一温一寒，以散瘀止痛为长，相须为用。祝师善用于糖尿病周围血管病变及妇人经闭等</td><td>10g</td><td rowspan="2"></td></tr>
<tr><td>刘寄奴</td><td>性味苦温，功擅破血通经、消肿止痛，用治瘀血经闭、跌仆损伤、瘀血肿痛等</td><td>10g</td></tr>
</table>

（续表）

药对		作用		用量	备注
活血化瘀止血类	益母草	性味苦辛寒，有活血祛瘀、消肿利水、解毒之功用。单用治疗急性肾炎，但有降压、消除尿蛋白作用；善调经，治疗月经不调	二药相伍，清热利尿、活血止血、消肿降压，治疗急慢性肾炎水肿、蛋白尿、血尿等	30g	
	白茅根	性味甘寒，清热凉血止血，并利尿消肿		30g	
	荆芥炭	性味辛温，功专祛风解表，利咽透疹。炒炭止血，善治吐、衄、便血及崩漏下血	二药相伍，温经散寒，止血不留瘀。常用妇女月经过多、崩漏及肾炎血尿等	10g	
	艾叶炭	性味辛苦温，暖宫温经，逐寒湿，止冷痛，止血安胎，为妇科良药		10g	
	乌贼骨	性味咸涩微温，咸入血，涩收敛止血、止带，并能制酸止痛。《本草纲目》云其治“血枯、血瘕、经闭、崩带”诸病，还有软坚消癥之功	二药相伍，一涩一散，一行一止，止血而不留瘀，化瘀而不耗血伤正，祝师常用于妇人崩漏、带下久不愈者	15g	
	茜草根	性味苦辛寒，清热凉血祛瘀，炒炭止血		10g	

（续表）

<table>
<tr><th colspan="2">药对</th><th colspan="2">作 用</th><th>用量</th><th>备注</th></tr>
<tr><td rowspan="8">补养强壮安神类</td><td>天花粉</td><td>性味甘苦微寒，养胃生津，清肺润燥。《神农本草经》云其“主消渴身热，烦满大热”，为治消渴要药</td><td rowspan="2">二药相伍，酸甘化阴，生津止渴（古方玉泉丸以之治虚热烦渴）</td><td>20g</td><td rowspan="2"></td></tr>
<tr><td>乌梅</td><td>性味酸温，生津止渴，益胃安蛔</td><td>10g</td></tr>
<tr><td>玉竹</td><td>性味甘平，养肺胃之阴而除燥热为长</td><td rowspan="2">二药相伍，滋润柔腻，能碍胃腻膈，且具降糖作用</td><td>15g</td><td rowspan="2"></td></tr>
<tr><td>熟地</td><td>性味甘温，滋补肝肾之精血，为补血益精之要药</td><td>30g</td></tr>
<tr><td>川断</td><td>性味苦辛温，补益肝肾，强壮筋骨，并能行血疗损伤，亦为安胎之要药</td><td rowspan="2">二药相配，补肾益精，固肾缩尿，且无伤阴之弊</td><td>15g</td><td rowspan="2"></td></tr>
<tr><td>枸杞子</td><td>性味甘平，滋补肝肾，益精明目固肾气</td><td>10g</td></tr>
<tr><td>制首乌</td><td>性味苦涩温，补肝养血，益肾填精，乌发黑须</td><td rowspan="2">二药相伍，入肝肾经，共补肝肾，益精血，强筋骨，乌须发为滋补良药，治疗肝肾两虚之贫血、粒细胞减少等虚损病为好</td><td>15g</td><td rowspan="2"></td></tr>
<tr><td>女贞子</td><td>性味甘苦平，滋养肝肾，强筋壮骨，乌发黑须</td><td>10～15g</td></tr>
</table>

（续表）

药对		作　用		用量	备注
补养强壮安神类	仙鹤草	性味苦辛涩平，为强壮止血药，用于多种出血症，具补虚强壮、消除疲劳的作用，治疗脱力疲劳、贫血衰弱等症	二药相配，用于化疗后体力衰弱、血象低下或有出血倾向之症	30g	
	石韦	性味苦微寒，为利水通淋、清热止血药。报道有提高化疗引起的白细胞减少作用		15～20g	
	肉苁蓉	性味咸温，长于温肾壮阳，又能补益精血，质地润且疗便秘。多用于年老体弱、血虚津枯之肠燥便秘	二药相伍，温滋相合，补而不燥，通而不伤正，对于虚人精血亏虚而大便秘结者尤佳	20g	
	黑芝麻	性味甘平，善滋肝肾之精血，含油脂高，能补精乌发、润肠通便。用于精亏血燥之须发早白及虚人便秘		15g	

（续表）

<table>
<tr><th colspan="2">药对</th><th colspan="2">作 用</th><th>用量</th><th>备注</th></tr>
<tr><td rowspan="6">补养强壮安神类</td><td>川断</td><td>功用见上</td><td rowspan="3">三药均为补肝肾、壮腰膝、强筋骨之品，且具安胎之能，合阿胶为寿胎丸。祝师以之治肝肾两亏、精血不足、冲任虚损之月经不调、崩漏、带下、肾虚腰痛、胎动不安等病症</td><td>10g</td><td rowspan="3"></td></tr>
<tr><td>桑寄生</td><td>功用见上</td><td>20g</td></tr>
<tr><td>菟丝子</td><td>性味甘辛微温，温补肝肾脾，填精明目，强腰膝，且固胎元</td><td>15g</td></tr>
<tr><td>生黄芪</td><td>性味甘平，善补脾肺之气，益气升阳，固表止汗，托疮排脓，并能消肿利尿</td><td rowspan="3">三药相配，托疮排脓，生肌解毒，用于气血不足创口久不收者，或疮肿久不溃者</td><td>30g</td><td rowspan="3"></td></tr>
<tr><td>桔梗</td><td>性味苦辛平，开肺利咽，祛痰排脓，多用于肺痈吐脓、咽喉肿毒之病</td><td>10g</td></tr>
<tr><td>生甘草</td><td>性味甘平，生用泻火解毒、清热利咽，疗咽喉肿痛及疮疡肿毒</td><td>10g</td></tr>
</table>

（续表）

<table>
<tr><th colspan="2">药对</th><th colspan="2">作　用</th><th>用量</th><th>备注</th></tr>
<tr><td rowspan="6">补养强壮安神类</td><td>生牡蛎</td><td>性味咸寒，有潜阳息风、软坚散结、固涩收敛、制酸止痛之作用。多用于眩晕多汗、心悸失眠、肝脾肿大、胃痛泛酸症等</td><td rowspan="2">二药相伍，即可生津敛汗，安神镇静除烦，又能纳肾涩精平喘。常用于甲亢、神经衰弱之烦热多汗、虚烦不寐、神魂不安</td><td>30g</td><td rowspan="2"></td></tr>
<tr><td>五味子</td><td>性味酸温，能入肺敛肺、生津止汗，入肾能涩精固肾纳气</td><td>10g</td></tr>
<tr><td>酸枣仁</td><td>性味酸平，能内补营血安神志，外敛营阴止虚汗，为宁心安神、固敛虚汗之要药</td><td rowspan="2">二药相配，即补肝肾，又益心肾，内收外敛，除烦安神。凡心阴血不足、神魂不宁、惊悸失眠、烦躁多汗者均可用之</td><td>10g</td><td rowspan="2"></td></tr>
<tr><td>五味子</td><td>功用同上。药理研究表明其能兴奋中枢神经，改善智力，提高工作效率</td><td>10g</td></tr>
<tr><td>白蒺藜</td><td>功用见上</td><td rowspan="2">二药相配，白蒺藜辛散温通、疏肝解郁以走为主；首乌藤引阳入阴、养心安神以守为要。二者合之治疗肝郁血虚、神魂不安之胁痛不适、失眠多梦、头晕头痛</td><td>10g</td><td rowspan="2"></td></tr>
<tr><td>首乌藤</td><td>性味甘平，归心肝经，能养血益阴，安神补血、祛风止痒</td><td>15～20g</td></tr>
</table>

（续表）

<table>
<tr><th colspan="2">药对</th><th colspan="2">作　用</th><th>用量</th><th>备注</th></tr>
<tr><td rowspan="2">补养强壮安神类</td><td>丹参</td><td>《重庆堂随笔》云：“丹参清血中之火，故能安神定志。”功用见上</td><td rowspan="2">二药相伍，丹参清血热而安神，黄连泻心火而除烦，故多用治疗心火亢盛之失眠和血热之痈疮疖肿</td><td>15～30g</td><td rowspan="2"></td></tr>
<tr><td>黄连</td><td>清心除烦，善治心火亢盛之心烦不眠</td><td>5～10g</td></tr>
<tr><td rowspan="4">利水消肿止泻类</td><td>萆薢</td><td>性味苦甘平，祛风利湿，善治淋浊水肿，祛浊而能分清</td><td rowspan="2">二者相伍，萆薢长于利湿，石韦长于通淋、利尿消肿，两者合用相得益彰</td><td>15g</td><td rowspan="2"></td></tr>
<tr><td>石韦</td><td>性味苦微寒，上可清肺热疗肺热咳嗽，下能利膀胱湿热通淋疗尿闭、淋痛</td><td>15g</td></tr>
<tr><td>滑石</td><td>性味甘淡寒，渗湿利尿，清热利窍，用于暑热烦渴、小便不利及下焦湿热、尿涩、尿闭、水肿等</td><td rowspan="2">二药相配，清利湿热，通淋利窍，渗湿止泻。常用于泌尿系急性感染之尿痛、尿急、尿频和妇女带下、暑湿泄泻</td><td>10～15g</td><td rowspan="2"></td></tr>
<tr><td>车前子</td><td>性味甘寒，清热利尿，泌别清浊，导热从小便而去，凡淋浊尿闭、小便赤涩、暑湿泄泻皆可用之</td><td>10～15g</td></tr>
</table>

（续表）

<table>
<tr><th colspan="2">药对</th><th colspan="2">作　用</th><th>用量</th><th>备注</th></tr>
<tr><td rowspan="6">利水消肿止泻类</td><td>茵陈</td><td>性味苦寒，功专清热利湿退黄，为治肝炎、胆囊炎、胆石症所致胁痛、黄疸之主药</td><td rowspan="2">二药相伍，清热退黄，利胆排石，可治疗湿热黄疸、结石及实热下注所致泌尿系统结石症</td><td>10～15g</td><td rowspan="2"></td></tr>
<tr><td>金钱草</td><td>性味苦寒，具清利湿热，利胆退黄和利尿排石之功用，常用于胆石症、肾结石等</td><td>30g</td></tr>
<tr><td>生薏苡仁</td><td>性味甘淡微寒，能清利湿热、排脓消肿，并治皮肤软疣</td><td rowspan="2">祝师善用二药祛湿软坚、散结消瘤，用于丸剂中治子宫肌瘤、卵巢囊肿及盆腔包块等</td><td>60g</td><td rowspan="2">丸剂用量</td></tr>
<tr><td>乌梅</td><td>除生津止渴、和胃安蛔、收敛止泻外，还能软坚消胬肉</td><td>30g</td></tr>
<tr><td>生白果</td><td>性味甘涩平，能缩尿止带，敛肺止咳。《本草品汇精要》云：“煨熟食之，止小便频数。”</td><td rowspan="2">二药相配，敛散并用，行气而缩尿，用于小便频而失控、收缩无力者</td><td>10g</td><td rowspan="2"></td></tr>
<tr><td>炒枳壳</td><td>性味苦微寒，行气宽中而消痞满。药理研究其有加强平滑肌收缩之力</td><td>15g</td></tr>
</table>

（续表）

<table>
<tr><th colspan="2">药对</th><th colspan="2">作　用</th><th>用量</th><th>备注</th></tr>
<tr><td rowspan="6">利水消肿止泻类</td><td>山药</td><td>性味甘平，为气阴两补之品，补脾益肺，固肾涩精，敛带止泻，补而不滞，养阴益气</td><td rowspan="2">二药相合，既补脾益肾，又收敛止泻止带，固精缩尿，标本并治</td><td>10g</td><td rowspan="2"></td></tr>
<tr><td>芡实</td><td>性味甘涩平，补脾除湿，止带止泻，并固精涩精缩尿</td><td>10g</td></tr>
<tr><td>白芷</td><td>性味辛温，散风燥湿，芳香通窍。《本草正义》云其“燥湿升清，震动阳明之气，固治久泻之良剂。”</td><td rowspan="2">二药相伍，一寒一温，辛散淡渗、燥湿健脾，治湿注大肠、肠鸣泄泻</td><td>10g</td><td rowspan="2"></td></tr>
<tr><td>生薏苡仁</td><td>功用见上</td><td>15～30g</td></tr>
<tr><td>诃子肉</td><td>性味酸涩平，善涩肠敛肺、下气利咽，主治久泻、久痢、脱肛及久咳失音，清降中具收敛之功</td><td rowspan="2">二药相伍，温中下气、涩肠止泻之力尤著，常用于慢性肠炎、痢疾或消化不良久泻者</td><td>10g</td><td></td></tr>
<tr><td>肉豆蔻</td><td>性味辛苦温，具温中涩肠、温补脾肾、固肠止泻之功。用于久泻不止兼湿滞胀满者</td><td>10g</td><td></td></tr>
</table>

方　论

一、桂枝汤

桂枝汤为群方之首，诸家皆以“滋阴和阳，解肌发汗，调和营卫”论述其功用。我体会桂枝汤实为健脾胃、和营卫之强壮剂。调和营卫根源于健脾和胃，因脾胃为后天之本，气血生化之源，营卫之气滋生于中焦脾胃，故曰脾主营，胃主卫。从《伤寒论》有关桂枝汤证诸条文来看大都具有脾胃症状。外邪侵袭人体受病，主要在于内因。《内经》云：“正气存内，邪不可干”，“邪之所凑，其气必虚”。都说明正气不足以抗邪则易受病。正气即指脾胃之气，人体虽赖先天之肾气资生，但必须由后天脾胃之气不断补充。从药物功能来看，桂枝有解肌温通经脉的作用。药理研究证实桂枝含桂皮油，能促进唾液和胃液分泌，帮助消化。《本草纲目》载白芍有“安脾肺，收胃气，理中气，治脾虚中满”的作用。药理研究白芍能抑制胃液分泌。桂枝配白芍能调节胃液分泌（前者促进、后者抑制）。《本草纲目》载甘草可用于“温中下气，烦满短气……缓正气，养阴血，补脾胃”。药理研究证实甘草有解痉和抑制胃酸分泌的作用。生姜温中散寒、健胃止呕，助桂枝以行卫气。大枣调补脾胃、益气生津，助白芍以和营阴。可见五味药物，无一不对脾胃起治疗作用。况原方后注云：“服已，须啜粥一盏，以助药力。”此藉谷气内充健胃则邪不复入。再从桂枝汤衍化的方剂来分析，如小建中汤、黄芪建中汤等方也都是温阳健胃的名方。因此我认为桂枝汤之和营卫源于健脾胃，是扶正的强壮剂。常用其治疗由脾胃不足所引起的诸多病证及虚人感冒，取效理想。

附：病案举例

例1. 患者，男，50岁，1971年8月某日就诊。

时值盛暑仍着棉衣棉裤，自云极畏风寒，自汗时时，汗出畏风愈甚，脱去棉衣即感风吹透骨，遍身冷汗，因而虽盛暑亦不敢脱去棉衣，深以为苦。其人平素食少，乏力倦怠，尚无其他不适。

辨证：正气虚弱，营卫失调。

治法：调和营卫，扶正祛邪。

处方：桂枝汤5剂。

5天后复诊，其能骑自行车来，已不畏风，且脱去棉衣改穿夹衣，汗亦减少。又嘱服3剂。约半月后带另一患者来，进门即说："我就是夏天穿棉袄的人。"是时其已着单衣，并说已不畏风，也不自汗了。

【按】此案系祝师早年于河北玉田县带学生实习所治者。病者自汗畏风，表虚卫气不足以固表；食少纳差，营卫失源而虚弱。虚人病表，当建其中。祝师以桂枝汤投治，滋化源，健脾胃，充营卫，不过数剂而愈，药到病除。深悟仲景制方之旨。

例2. 患者，男，62岁，1972年9月某日初诊。

患者曾于1970年3月患肺炎住院治疗，1个月后痊愈出院。其后体力渐弱，纳食减少，大便每十余日一行，或服番泻叶或用开塞露方能排大便，便如羊屎，甚为苦恼。现腹胀纳差，大便难解，身体瘦弱，唇暗口干，但不多饮，舌质红，脉沉细。

辨证：阴液亏虚，肠燥便结。

治法：养血和营，润肠通便。

处方：桂枝 9g，白芍 30g，甘草 6g，生姜 3 片，当归 15g，肉苁蓉 30g。每日 1 剂。

连服 5 剂，复诊言服药 1 剂后，次日大便即下，腹不痛，胀亦消。又服 6 剂，每日均有大便，但量不多。食欲增，精神好。遂将原方加 5 倍量，研细末，炼蜜为丸，每丸 9g，早晚各服 1 丸，以巩固疗效。

【按】此系一桂枝汤加味病案，治疗营血大亏、肠枯便秘者。脾胃为后天之本、营卫生化之源，患者因患肺炎而津液受损，营阴匮乏未能得充，致使肠燥大便久秘。祝师治病求本，从脾胃入手，以复后天生机，择桂枝加芍药汤加当归、肉苁蓉治疗，重用芍药 30g、当归 15g、肉苁蓉 30g，意在补血养营阴，润肠以通便。营血足，肠得润，大便自解矣。肉苁蓉配桂枝者，以之和阳益阴，阳生阴长，化源无穷也。

二、麻黄连轺赤小豆汤

仲景《伤寒论》讲："伤寒瘀热在里，身必发黄，麻黄连轺赤小豆汤主之。"是用于湿热黄疸而有表证者。后世医家发挥其用，以之治疗风湿热邪所致之急性肾炎水肿、哮喘、荨麻疹等疾病。我亦常用之加减治疗风邪外侵、湿热内盛之风疹等病证。是方以麻黄辛温发散表邪，令风邪从汗而解；宣肺平喘，且能利水，使湿邪从小便而去。药理研究表明，麻黄有调节中枢神经兴奋的作用，使毛细血管局部收缩，缓解呼吸道平滑肌痉挛，具利尿和抗过敏作用。连翘

（连轺为其根）苦寒，清热解毒，为疮家圣药，且疏透风热。药理研究表明，其有轻度强心和利尿作用，所含维生素P能增强毛细血管致密度。梓白皮，现多用桑白皮代，桑白皮有清肺热、泻肺利水之功；赤小豆甘平，利水除湿、排脓消肿；杏仁苦温，助麻黄宣降肺气，以平喘咳；生姜辛温，一助麻黄解表发汗散风邪，二助桑白皮、赤小豆利水除湿邪；大枣、甘草甘缓和中、扶脾胃，以利逐邪。诸药相伍，共奏疏风清热、除湿退肿（黄）之效。一般治荨麻疹、风疹多去生姜、杏仁等，加牡丹皮、白鲜皮、地丁、马齿苋、地肤子、白蒺藜等以凉血解毒、祛风止痒。

三、补阳还五汤

补阳还五汤系清代医家王清任之治半身不遂之名方，体现了补气以活血的治则。人体气血不可分割，气为血之帅，气行则血行，从古迄今活血化瘀方剂总离不开气分药，不是补气便是行气。这方面在王氏《医林改错》中得到充分发挥。我常用补阳还五汤治疗脑血管意外后遗症、冠心病心绞痛以及下肢深部静脉炎或栓塞等，但必须是辨证属于气虚血瘀者，而且要加减。如上部脑血管意外后遗症神志不清者，加石菖蒲、远志开窍化痰；头晕头痛者，加茺蔚子、钩藤以解痉息风；血压增高者，加珍珠母、怀牛膝以平肝潜阳；肢体麻木者，加豨莶草、鸡血藤、桑枝、桑寄生以舒筋活血、通络息风；口眼㖞斜者，加全蝎、白僵蚕以通络止痉；语言謇涩者，加石菖蒲、生蒲黄、白术以开窍化浊、祛瘀消肿；痰涎壅盛者，加天竺黄、竹沥水、化橘红以清热祛痰；下肢无力者，加千年健、十大功劳、桑寄生、金毛狗脊以强筋骨、补肝肾。治疗冠心病，如胸闷气短者，加瓜蒌、薤白、枳壳、桔梗以宣痹通阳；心痛频发者，加石菖蒲、郁金、丹参、三七以行气活血；心悸、脉律不齐者，加党参、麦门冬、五味子、柏子仁以益气养阴安神。治下肢深部静脉炎或栓塞者，如见肢冷，加麻黄、桂枝、川乌、草乌等以温通阳气；患处红肿者，加金银花、蒲公英、黄柏等以清热解毒；肢体水肿者，加益母草、泽兰叶、车前子、防己以活血消肿；疼痛不能步履者，加苏木、刘寄奴、鸡血藤以活血祛瘀、通络止痛。

附：病案举例

患者，男，51 岁，1979 年 5 月 11 日初诊。

患右半身肢体活动不遂 1 个多月。素嗜烟酒，血压正常。今年 4 月初突觉右上肢麻木无力，右手不能握拳。继则半身瘫痪，昏睡约 10 小时，经某医院救治后神志清醒，诊断为脑梗死。住院输液治疗 3 周，右偏瘫未见好转，而来就诊。

现右侧偏瘫，口眼㖞斜，纳谷则顺口角外流，舌謇语涩，右上肢无力上举，右手肿胀疼痛，拘挛屈曲，右下肢行走无力，睡眠二便尚好。舌胖淡苔白，脉弦滑。

辨证：气虚血瘀，痰阻廉泉，风中经络。

治法：益气活血，化痰通络。

处方：生黄芪 30g，当归 10g，川芎 10g，赤芍、白芍各 10g，桃仁 10g，红花 10g，地龙 10g，菖蒲 10g，生蒲黄 10g（布包），片姜黄 10g，净蝉衣 6g，桑寄生 20g，鸡血藤 30g。大蜈蚣 2 条。每日 1 剂。

服药 1 月余，右手肿痛渐消，下肢较前有力。以上方为主，随证加入丹参、葛根、白僵蚕、天麻、钩藤、菊花、豨荃草、防风等药治疗 4 个月，患者右侧偏瘫逐渐改善，面瘫好转，体重增加。12 月 7 日复诊时乃将原方配制蜜丸继续治疗。3 个月后随诊，右上肢肌力基本恢复，能举 5kg 重物二十余下，右下肢有力，可步行二千多米，进食顺利，语言较畅，生活能自理。

【按】此例为脑梗死后遗症者，其属于中医学中风后遗症，半身不遂、口眼㖞斜、语言謇涩皆具。审其四诊，辨证为风中经络，气虚血瘀，痰阻廉泉。祝师施以王氏补阳还五汤为主方，加石菖蒲、生蒲黄以开窍化浊、祛瘀消肿疗舌謇语涩；加片姜黄、鸡血藤、桑寄生以活血通络、养血舒筋、强筋骨而治半身不遂；加蝉衣、蜈蚣以通络息风疗口眼㖞斜。后又随症加减活血通络、平肝息风等药施治，其病大为好转，以至能生活自理。是案治之关键在于益气活血，气充则阳回，阳生阴长；气血充盈，运行不息，筋骨肌肉乃得强健，是以康复在望。

四、自拟方

祝师曾说："自后汉张仲景以降，历代名家之名方都是经过临床反复验证，极为有效之方剂，组方严谨，用当通神。我们应当向古人学习，细心体会和揣摩其组方之理。运用《伤寒论》《金匮要略》诸方时要结合现代病症，使古方有新意，即所谓'古方今用'。如果我们有古人现成的验方即可拿来使用，又何必每见一病就毫无章法、凑药成方呢？有些医生不善用方和组方，处方都是见一症用一药，杂乱堆砌、毫无法度可依，甚至为了卖药，每张处方竟开三四十味药，且贵药极多，实不可取。我们也可组方，都是从临床实践中而来，如降糖对药方、葛红汤、四藤一仙汤之类，但绝不是‘大撒网’式的处方，所以我们作为良医，应善用方、善组方。”

（一）降糖对药方

组成：生黄芪30～50g，生地30g，苍术15g，玄参30g，葛根15g，丹参30g。

用法：每日1剂，水煎服。

功用：益气养阴，兼以活血。

主治：多饮、多食、多尿，乏力神疲，不耐劳累，抵抗力弱，易患感冒，自汗，腰膝酸软，肢体麻木，舌质淡暗，脉细弱。

方解：方中用生黄芪配生地降血糖，是取生黄芪之补中益气、升阳、固腠理与生地之滋阴凉血、补肾益精之作用相合，以防饮食精微漏泄，使尿糖转为阴性。苍术配玄参降血糖系施今墨先生之经验，先生谓：“苍术治糖尿病是取其‘敛脾精，止漏浊’的作用，苍术虽燥，但伍玄参之润，可展其长而制其短”。上述两组对药，黄芪益气，生地养阴；黄芪、苍术补气健脾，生地、玄参滋阴固肾，总以脾肾为重点，从先后天二脏入手扶正培本，降低血糖、尿糖确有实效。葛根配丹参生津止渴、祛瘀生新，降低血糖系祝师近年研究糖尿病用药配伍之经验，糖尿病患者多瘀，血糖黏度增高，血液循环不畅，二药相伍，既可生津止渴，又可通脉活血，使气血流畅，可以提高降糖疗效。三组对药相伍，益气养阴治其本，活血祛瘀治其标，相辅相成，而达降血糖之功效。

（二）降糖生脉方

组成：生黄芪30g，生地、熟地各15g，沙参15g，麦门冬10g，五味子10g，生山楂15g，天花粉20g。

用法：每日1剂，水煎服。

功用：益气养阴，强心通脉。

主治：口渴多饮，乏力，心慌汗出，胸闷憋气，或心前区痛，血压增高，舌暗淡，脉律不齐等。

方解：方用生黄芪与生地、熟地相配以益气养阴，降低血糖；沙参、麦门冬、五味子即生脉散之以沙参易人参，则增清热滋阴之力，具养阴益气、强心复脉之功用。生山楂消食降脂、活血通脉；天花粉润肺养胃、生津止渴。诸药合用，共奏益气养阴、强心复脉、降糖降脂之效。

（三）降糖活血方

组成：广木香10g，当归10g，益母草30g，赤芍10g，川芎10g，丹参30g，葛根15g，苍术15g，玄参30g，生地30g，生黄芪30g。

用法：每日1剂，水煎服。

功用：益气养阴，活血降糖。

主治：乏力倦怠，口渴多饮，肢体疼痛、麻木，皮肤青紫，心前区疼痛，痛处不移，面色晦暗，或半身不遂，妇女闭经或月经稀少，色紫伴血块，舌质淡暗，舌边有瘀斑，舌下脉络青紫、怒张等。

方解：方中用生黄芪、生地、苍术、玄参益气养阴、健脾补肾以治本，俾气阴旺则血脉充；丹参、葛根、当归、川芎、赤芍、益母草、广木香行气活血、逐瘀生新以治标。诸药相伍，共奏气阴两补、活血降糖之功。

近年来大量的实验研究证实，活血化瘀药物能扩张血管，使血流加快并增加血流量，能抑制纤维组织增生，纠正和改善异常的血液流变性，调整凝血与抗凝血功能，消除微循环障碍，从而改善糖尿患者的糖、脂代谢，预防或减轻多种血管并发症。

（四）葛红汤

组成：葛根 15g，红花 10g，羌活 10g，菊花 10g，川芎 10g，丹参 30g，赤芍 10g，菖蒲 10g，郁金 10g。

用法：每日 1 剂，水煎服。

功用：活血通络，养心止痛。

主治：胸闷憋气，心前区刺痛，伴左肩臂酸痛，心悸气短，面色暗晦，舌质有瘀斑或瘀点，舌下静脉青紫或怒张，脉弦涩或结代。

方解：方中葛根、红花、赤芍、郁金、川芎、丹参均能活血化瘀，且葛根与丹参相配亦能养血益阴、生津止渴，令心冠脉血得通，阴得养而神得安；菊花、菖蒲辛香通络、宣郁止痛。诸药相合，辛散温通，活血化瘀面止痛。

（五）五子定喘汤

组成：苏子 10g，莱菔子 10g，白芥子 3g，杏仁 10g，葶苈子 10g。

用法：每日 1 剂，水煎服。

功用：宣肺平喘，涤痰下气。

主治：素有喘咳，因感受外邪，或劳倦、饮食、情志失宜而发作，痰涎壅盛，黏滞不爽，胸膈满闷，纳差便秘，或喘咳不能平卧，苔腻，脉滑或弦滑。

方解：本方系由《韩氏医通》三子养亲汤加葶苈子、杏仁而成。祝师云："治喘先治痰，治痰宜调气。"三子（白芥子、苏子、莱菔子）之用，利气为主，气顺痰化食消以治痰喘；加杏仁宣肺平喘，葶苈子泻肺利水，以助前三子之辛宣肺气，并加重苦降肃肺利水、通调水道之功，以使气机升降自如，而哮喘得平矣。是以诸药相伍，功在宣畅肺脏升降之气机，令肺呼吸顺畅，痰化而喘息。此治标之举，非治本之剂也。

附：病案举例

患者，女，34岁，1991年12月9日初诊。

患发作性哮喘已4年，加重3个月。于1987年秋季受凉后发生咳嗽、哮喘，以后每年入秋则发病，持续至次年春夏乃止。一般晨起即喘，入夜加剧；遇风冷则喷嚏频作、涕泪交流，继之喉中痰鸣，哮若拽锯，甚则不能平卧。口服抗生素、平喘西药暂时缓解，但停药又反复。此次哮喘已持续3个月，经医院变态反应科检查皮肤试验（吸入组）对室内尘土、春夏秋季花粉、豚草花粉、霉菌、尘螨、棉絮、香烟烟雾、多价兽毛及羽毛等多种物质过敏，诊断为支气管哮喘。予以综合脱敏、口服复方氯喘片、酮替酚等治疗2个月无明显效果。

现哮喘遇冷辄发，伴流涕、喷嚏频作，痰白黏不爽，胸闷咽堵，乏力，大便不畅，夜间尚能平卧，舌质暗，苔白厚腻，脉弦细。

辨证：痰浊壅肺，风寒外束。

治法：宣肺平喘，豁痰下气。

处方：炙苏子10g，莱菔子10g，白芥子3g，葶苈子15g，杏仁10g，前胡10g，白前10g，桔梗10g，炙紫菀10g，款冬花10g，桑白皮10g，荆芥10g，防风10g，炙甘草6g。每日1剂。

连服7剂，12月16日复诊，言晨起未喘，流涕、喷嚏明显减少，仍咽堵，咯白痰。此风寒已解而痰浊仍重，原方去荆芥、防风、桔梗、前胡，加炙枇杷叶10g、五味子10g、法半夏10g、陈皮10g，又投14剂。

1992年1月3日复诊，言哮喘一直未发，咳嗽减轻，痰亦不多，效不更方，又投14剂，同时嘱配丸药，以资巩固。

处方：炙苏子30g，莱菔子30g，白芥子10g，葶苈子50g，杏仁30g，炙麻黄15g，连翘30g，桑白皮30g，赤小豆50g，炙枇杷叶30g，炙紫菀30g，款冬花30g，生甘草30g。

诸药共研细末，炼蜜为丸，每丸10g，每日3丸。1992年8月随访，哮喘未再复发。

【按】哮喘多易反复发作，素有痰饮内停，常因外感或饮食不当等而诱发，俗谓“哮吼”。丹溪先生云：“善治痰者，不治痰而治气。”祝师深晓此理，谓“治喘先治痰，治痰宜调气”。乃创制五子定喘方，汲韩氏之长和《金匮》葶苈大枣泻肺汤之意组方。依发病诱因而取荆、防等散寒解表，兼取前胡、白前、桔梗、紫苑、款冬花、桑白皮等祛痰止咳。实为标本同治，一宣一降，一辛散一苦泄，俾肺呼吸畅，痰浊随气顺而消矣。

（六）宣肺宁嗽汤

组成：钩藤10g（后下），薄荷10g（后下），桑叶10g，菊花10g，桔梗10g，杏仁10g，前胡10g，白前10g，桑白皮10g，紫菀10g，甘草6g。

用法：每日1剂，水煎服。

功用：疏风清热，宣肺止嗽。

主治：咳嗽咽痒，痰白不多，或咽干咽痛，遇风遇热则咽痒，咳嗽频作，舌边红，苔薄白，脉浮右寸大。

胸闷痰多者，加陈皮、远志；咽喉肿痛者，加金银花、连翘、板蓝根；痰黄稠者，加黄芩、鱼腥草；发热者，加芦根、白茅根、葛根；恶寒者，加荆芥、防风。

方解：是方实由《温病条辨》桑菊饮和《医学心语》止嗽散二方化裁而成。祝师秉承施氏“外感热性病多属内有蓄热”之旨，以桑菊饮去连翘、芦根，易前胡、桑白皮，疏风清热、宣肺化痰止咳；取止嗽散中白前、紫菀等助杏仁、前胡等宣肺祛痰止咳；方中钩藤之用者，祝师认为钩藤清热息风止痉，与薄荷相伍成对，既祛风清热，又利咽解痉止咳。诸药相配，疏风清热，宣肃肺气治其本，化痰止嗽治其标，标本同治，肺呼吸利而嗽自正矣，故曰宣肺宁嗽汤。

附：病案举例

患者，女，50岁，1993年2月18日初诊。

患咽痒、咳嗽2个月，因不慎受凉而致，自服川贝枇杷糖浆、蛇胆川贝液、麦迪霉素、复方甘草片等，近1周咳嗽加重。平素月经量多，常感头晕乏力。胸部X线检查正常。

现咳嗽频作，少量白黏痰，不易咯出，咽干喉痒，喷嚏频发，胸闷不畅，入夜加重，舌淡边尖红，脉滑。

辨证：风热犯肺，宣肃失职。

治法：疏风清热，宣肺止咳。

处方：钩藤10g（后下），薄荷10g（后下），杏仁10g，前胡10g，桔梗10g，白前10g，紫菀10g，桑白皮10g，金银花15g，连翘10g，鱼腥草30g，仙鹤草30g，生甘草6g。每日1剂。

药进3剂，咳嗽明显减轻，痰易咯出，咽痒、喷嚏均消失。再服3剂，诸症已愈七八，但旋又受凉，咳嗽胸闷复作，原方去仙鹤草加厚朴10g，投3剂，诸症告愈。1个月后随诊，未再反复，转方调治月经紊乱。

【按】是例系一支气管炎患者，因体弱，治之不当而迁延时日。是证属风热犯肺，肺失宣降者，是以祝师乃拟宣肺宁嗽汤加减主之。去桑叶、菊花，加金银花、连翘、鱼腥草、仙鹤草以增清热解毒、扶正祛邪之力。由之不难看出，咳嗽虽小恙，亦不能随意施治，石顽老人有言："大法咳嗽治表邪者，药不宜静……忌寒凉收敛，所谓肺欲辛者是也"。久不愈者，蛇胆、川贝之误也。

（七）抗心律失常方

组成：党参 10 ～ 15g，麦门冬 10g，五味子 10g，柏子仁 10g，生黄芪 30g，桂枝 10g，炙甘草 6g。

用法：每日 1 剂，水煎服。

功用：益气养阴，通阳复脉。

主治：冠心病、风心病或心肌炎后遗症等心律失常属心气不足、心血亏损者，症见脉律不整，心悸怔忡，胸闷气短，动则加重，心前区不适。

若心区疼痛者，加菖蒲、郁金；心痛彻背者，加羌活、独活、菊花；舌质紫暗者，加丹参、赤芍；失眠多梦者，加酸枣仁、白薇。

方解：是方是由生脉散合桂枝甘草汤加黄芪、柏子仁而成。以生脉散加黄芪、柏子仁大补气阴，且养心神、敛心气；桂枝、甘草温通心脉，化气振心阳。诸药相合，共奏益气养阴、通阳复脉之效。

附：病案举例

患者，女，36 岁，1994 年 2 月 3 日初诊。

患心悸头晕胸闷已 2 年。于 1992 年春不慎感冒，以后经常心悸、脉律不齐，严重时每分钟可停跳十几次，伴头晕、目昏、胸闷憋气，劳累或生气后易发。曾在北京医院检查心电图示：室性早搏频发，二度Ⅰ型房室传导阻滞。先后服过数种抗心律失常西药不效，拟诊为心肌炎后遗症。

现心悸阵作，有停跳感，乏力头晕，胸闷憋气，神疲纳差，睡眠不安，面色晦暗不华。昨日月经来潮，诸症加重，且腰酸腿软，小腹隐痛，舌淡暗，脉沉细无力，脉律不整。

辨证：心阳不振，心血亏虚，肾元不充。

治法：益气养血，温阳复脉，兼补肾元。

处方：党参 10g，麦门冬 10g，五味子 10g，柏子仁 10g，桂枝 10g，炙甘草 6g，生黄芪 30g，菖蒲 10g，郁金 10g，牡丹皮 10g，川断 15g，桑寄生 20g，菟丝子 10g。每日 1 剂。

连服 14 剂，1994 年 2 月 24 日复诊，心悸减轻，自觉早搏明显减少，月经 1 周已净。昨日因生气，今日早搏又增至 5 ～ 6 次 / 分，伴乏力气短，舌脉同前。守上方去川断、桑寄生、菟丝子，加丹参 30g、白术 10g、白芷 10g，再服 14 剂。

1994 年 3 月 10 日复诊，言胸闷憋气告愈，入睡较佳，早搏减少，1 ～ 2 次 / 分，口中和，后背畏冷，舌脉同前。乃守前方去白芷、炙甘草，加羌活 10g、菊花 10g、炒枣仁 15g，又服 14 剂。

1994 年 3 月 31 日四诊，早搏基本控制，未再感心悸胸闷。但月经 3 天前来潮，每日上午感头晕不能自持，视物旋转，大便溏薄，舌淡，脉细弦。辨证属气血不足，血不上荣之故，乃用补中益气汤加减以益气升阳、养血安神。

处方：生黄芪 30g，党参 10g，白术 10g，升麻 5g，柴胡 10g，当归 10g，陈皮 10g，炙甘草 6g，川断 15g，桑寄生 20g，菟丝子 10g，菖蒲 10g，炒枣仁 15g，五味子 10g。服 7 剂。

1994 年 4 月 14 日五诊，言服药 3 剂，头晕即愈，精力充沛，未再心悸，复查心电图大致正常。此后每逢月经期前后，即有数日头晕心悸，早搏发生，均用上方控制。后又改首方加减制成丸药，坚持治疗。于 9 月随诊，喜告药后未再发生早搏，精力体力尚佳。

【按】本案由外感后发生心悸、头晕、脉律不整，系邪毒内侵心脏，而致心脏气血不足，心阳不振；月事来潮，气血下流，更令心之气血不足，心脉失养而心悸、头晕、胸闷气短、脉律不整加重。祝师依证以自拟抗心律失常方加味施治，加菖蒲、郁金以开郁强心疗胸闷不适；加川断、桑寄生、菟丝子、牡丹皮以益肾调经，是以首用即心悸、早搏明显好转。足见本方之效也。

（八）慢性腹泻方

组成：苍术、白术各 10g，干姜 5 ～ 10g，茯苓 10g，炙甘草 6g，防风 10g，陈皮 10g，白芍 10g，补骨脂 10g，肉豆蔻 10g，吴茱萸 3g，苏梗、藿梗各 10g，白芷 10g，生薏仁 30g。

用法：每日 1 剂，水煎服。

功用：健脾温肾，疏肝理气，燥湿止泻。

主治：脾肾阳虚，肝木克土，湿注大肠所致之慢性腹泻。症见大便溏薄，肠鸣腹痛，喜暖怕冷，进食生冷或油腻腹泻加重，舌质淡胖苔白，脉沉弦。

纳差者，加菖蒲、佩兰；腹胀者，加厚朴、木香；消化不良者，加焦三仙；疲倦乏力者，加党参、黄芪。

方解：本方是自《金匮要略》肾著汤合四神丸、痛泻要方三方化裁而来。腹泻缠绵，久不愈者，多与脾、肾、肝三脏有关。李中梓云："泻皆成于湿，湿皆本于脾虚"，即指脾虚不运、脾阳不振而病腹泻；李氏又云："火为土母，命火衰微……中官之釜何以腐熟五谷……久泻常属下元无火"，即谓肾阳不温，火不生土而病泻；土虚木乘之，即脾虚肝乘袭而致腹痛泄泻，《内经》所谓"其不及，则已所胜乘而侮之"也。故祝师以苍术、白术、茯苓、薏苡仁、陈皮、炙甘草健脾燥湿渗湿，理气运脾，令湿从小便而去，所谓"治湿不利小便，非其治也"；用干姜、吴茱萸、肉豆蔻、补骨脂以暖脾温肾，补火生土，俾脾肾阳振，湿得气化而泄泻止；白芍养阴血而柔肝，令肝木静而勿逆；防风、白芷、藿梗、苏梗，既有疏风胜湿止泻之用，又可疏理气机，令清阳上升而脾运复。诸药相伍，共奏健脾暖肾、柔肝止痛、燥湿止泻之效。

（九）清肝降酶汤

组成：茵陈15g，连翘15g，板蓝根15g，虎杖10g，重楼10g，土茯苓30g，生甘草6g，大枣10枚，五味子粉3g（冲服）。

用法：每日1剂，水煎服。

功用：清肝降酶，解毒利湿。

主治：急性病毒性肝炎或慢性肝炎活动期，湿热毒邪炽盛，转氨酶增高，口干苦，厌油腻，恶心呕吐，尿黄或皮肤黄染，舌苔黄厚腻，脉滑数者。

腹胀者，加厚朴、陈皮；肝区疼痛者，加川楝子、泽兰叶；便秘者，加栀子、大黄。

方解：方中茵陈、土茯苓清热利湿，退黄疸；连翘、板蓝根、虎杖、重楼苦寒清热解毒。现代药理研究表明，板蓝根、虎杖、重楼均有抗病毒作用，尤其是板蓝根对肝炎病毒有较强的抑制作用。五味子酸敛生津护阴，能防茵陈、土茯苓利湿伤阴之弊。现代药理研究表明，五味子有调节胃液分泌、促进胆汁分泌，降低谷丙转氨酶的作用。甘草、大枣甘能补脾益气，且杜连翘、虎杖等诸药苦寒伐胃之虞。是以诸药相配，清热解毒、渗湿利胆为所长，祛邪不伤正，为清肝降酶疗肝炎之良方。

（十）退肿汤

组成：生黄芪 30g，防己 10g，白术 15g，桂枝 10g，茯苓 20 ～ 30g，车前草 30g，旱莲草 15g，萆薢 15g，石韦 15g。

用法：每日 1 剂，水煎服。

功用：温补脾肾，利水消肿。

主治：慢性肾炎、慢性肝病等症见面部或下肢、足踝水肿，按之凹陷，小便不利，乏力神疲，腰酸膝软，四肢不温，面白舌淡，脉象细弱者。

方解：此方系由《金匮》防己茯苓汤和防己黄芪汤二方化裁而成。以黄芪、白术、桂枝、茯苓益气健脾、温阳利水；用车前草、防己、萆薢、石韦淡渗利水消肿，令水湿自小便而出；旱莲草甘寒酸涩，滋补肝肾，凉血止血，与车前草等渗湿利水药相伍，通涩、利补并用，俾利水而不伤阴，且于温阳利水之中，伍之以和阳护阴，祛邪而不伤正矣。诸药相合而达温补脾肾、利水消肿之目的。

（十一）生血汤

组成：党参 10g，生黄芪 30g，当归 10g，生地、熟地各 10g，白芍 15g，川芎 10g，制首乌 15g，女贞子 15g，阿胶 10g（烊化），白术 10g，仙鹤草 30g，大枣 10 枚。

用法：每日1剂，水煎服。

功用：益气健脾，补肾生血。

主治：各种贫血性疾病、化疗后血象低下、粒细胞减少症或血小板减少症等，症见面色苍白，头晕乏力，心慌气短，腰酸膝软，舌淡脉细者。

方解：本方系由东垣老人圣愈汤加制首乌、女贞子、阿胶、白术、仙鹤草、大枣而成。参、芪、白术、大枣益气健脾，以资气血生化之源；当归、生地、熟地、白芍、川芎为补血祖剂四物汤，与首乌、女贞子、阿胶、仙鹤草相配，既补阴血又补肾精，精血两补，互相化生。诸药相伍，脾肾并治，气血两补，俾先天精充化血，后天生化健而气血生生不息矣。

附：病案举例

患者，女，14岁，1992年4月3日初诊。

双下肢皮肤出血点已2年。于2年前无明显诱因发现双下肢皮肤出血点，颜色暗红，不痛不痒，多次查血小板均在$30\times10^9/L$左右。曾于儿童医院作两次骨髓穿刺均诊断为原发性血小板减少症，给予强的松、氨肽素、维生素C等治疗数月，血小板一度上升至$100\times10^9/L$以上，停药后又下降。近3个月未用西药，今日本院查血小板$30.6\times10^9/L$。

现周身乏力，纳食不甘，胃脘隐痛，大便干燥，两日一行。双下肢皮肤可见散在出血点，扪之不褪色。舌淡，苔薄白，脉沉细。

辨证：脾肾两亏，气不摄血。

治法：培补脾肾，益气养血，填精止血。

处方：生黄芪30g，党参10g，当归10g，生地、熟地各 10g，川芎 10g，白芍 10g，白术 15g，制首乌 10g，女贞子 10g，仙鹤草 15g，阿胶 10g（烊化），牡丹皮 10g，紫草 10g。每日 1 剂，水煎服。

连服 10 剂，皮肤出血点消失，乏力好转，大便通畅，血小板检查 79×10^9/L。仍纳差，胃痛。守方白芍加至 20g 再服 14 剂，诸证均消，皮肤未再出现出血点，血小板上升至 96×10^9/L。以上方稍事加减连服 1 个月，复查血小板 116×10^9/L，以配丸药巩固。

处方：生黄芪 90g，党参 30g，当归 30g，生地、熟地各 30g，川芎 20g，白芍 60g，枸杞子 30g，菟丝子 30g，女贞子 30g，桑椹子 30g，制首乌 30g，川断 50g，阿胶 30g，牡丹皮 30g，紫草 30g。

诸药共研细末，炼蜜为丸，每丸 10g，每顿饭后服 1 丸。1 年后随访，未再反复。

【按】此例血小板减少症中医谓之“肌衄”，属于血证范畴。患者乏力、纳差、舌淡系为脾气虚弱症，“脾主统血”，脾虚不能摄血，而血溢于脉外，而皮肤出血；肾主骨生髓，肾精可化为血，血小板皆源于骨髓，肾精不足则血亦亏虚而血小板减少。是以祝师从脾肾入手，用自拟生血汤化裁治之，即去白术、仙鹤草、大枣，加菟丝子、枸杞子、桑椹子、牡丹皮、紫草以增益肾填精、凉血止血之力，重在填精生血止血，兼以益气补血摄血。故连续治疗仅月许，其病即明显获效。

（十二）四藤一仙汤

组成：鸡血藤 30g，海风藤 15g，络石藤 15g，钩藤 10g，威灵仙 15g，生黄芪 30g，桂枝 10g，白芍 10g，生姜 3 片，大枣 5 枚。

用法：每日1剂，水煎服。

功用：祛风除湿，散寒通经。

主治：风寒湿痹、气血阻滞而症见关节肌肉疼痛、麻木，屈伸不利，行动不便，遇寒加重。常见于风湿性或类风湿性关节炎、骨质增生、痛风等疾病。

风痹者，加防风、秦艽；寒痹者，加制附子、细辛；湿痹者，加防己、生薏苡仁；热痹者，加紫血散；痛剧者，加追地风、海桐皮；关节变形者，加僵蚕、蜈蚣。

方解：本方为扶正祛邪之剂，调和营卫、补益气血之基础上祛风散寒、除湿通络。黄芪桂枝五物汤与鸡血藤相伍益气血、和营卫、通血脉，扶正也；海风藤、络石藤、威灵仙祛风湿，通络止痛；配钩藤之用者，以之镇静息风，除筋脉、肌肉之挛缩抽搐。诸药和合，共奏祛风除湿、散寒通络止痛之效。

附：病案举例

例1. 患者，女，29岁，1991年6月3日初诊。

患者于4月11日足月顺产一婴，产后满月即感腰腿疼痛，四肢关节痛，手脚麻胀，怕冷畏寒，恶露50天方净，现行动不便，白带不多，月经未至，舌暗淡，苔薄白，脉细滑。

辨证：气血两虚，营卫失调，风寒入络。

治法：益气养血，祛风散寒，通络止痛。

处方：生黄芪30g，桂枝10g，白芍20g，鸡血藤30g，钩藤15g，海风藤15g，络石藤15g，威灵仙10g，羌活、独活各10g，桑寄生20g，生姜3片，大枣5枚，甘草6g。

连服20剂，7月1日复诊，言下肢关节疼痛已减轻，仍感腰疼如折，活动困难，畏风怕寒。6 月 11 日产后第一次月经，5 天净，量多，无血块，腹不痛。舌暗淡，苔白，脉细滑。虑其病以腰腿为主，处方易为独活寄生汤加减。

处方：独活 10g，桑寄生 20g，川芎 10g，当归 5g，生地、熟地各 10g，白芍 10g，细辛 2g，杜仲 10g，狗脊 15g，枸杞子 10g，菟丝子 10g，威灵仙 10g，秦艽 15g。

服药 14 剂，7 月 15 日三诊，四肢疼痛及怕风畏寒已有明显改善，唯仍感腰痛未减，活动不便，舌暗淡，脉细弦。证治未变，仍以四藤一仙汤加减施治。

处方：威灵仙 10g，络石藤 15g，钩藤 15g，海风藤 15g，鸡血藤 30g，桑寄生 20g，杜仲 10g，狗脊 10g，川断 15g，枸杞子 10g，秦艽 15g。

此后患者多次来诊，均以上述两方为基础，随证加减调整用药，共服药 50 余剂。9 月 23 日再次来诊，四肢酸痛、畏寒已大为好转，月经期腰痛怕凉，周期正常，白带不多，舌红苔白，脉沉弦。

处方：生黄芪 30g，鸡血藤 30g，海风藤 15g，桂枝 10g，白芍 10g，威灵仙 10g，络石藤 10g，桑寄生 20g，钩藤 10g，防风 10g，川断 15g，羌活、独活各 10g，甘草 6g。

服上方 2 周，产后腰腿疼痛、肢麻畏寒之苦基本治愈，已可以正常工作生活。

【按】本案系一产后身痛症，为风寒之邪乘产后气血之虚侵袭人体所致。祝师首尾皆以四藤一仙汤为主治之而获愈。然其间易独活寄生汤加减治疗数剂者，系产后气血虚之外，肾气亦虚也，故腰痛、畏风怕寒未明显减轻，乃改服独活寄生汤加减以强筋骨、益肝肾、祛风寒治疗而病有好转。由之可见，临证辨证虽准，然选方施药亦需专精。

例 2. 患者，女，29 岁，1992 年 3 月 2 日初诊。

患者左臀及下肢疼痛麻木 5 个月，劳累或受寒后加重。经某医院诊断为坐骨神经痛。来诊时左下肢凉麻疼痛，腰痛如折，步行 100 米左右即感疼痛难忍，舌红暗，脉弦滑。

辨证：寒湿入络，气血不通。

治法：散寒除湿，通络止痛。

处方：鸡血藤 30g，钩藤 15g，海风藤 15g，络石藤 15g，威灵仙 15g，独活 10g，桑寄生 20g，秦艽 10g，桂枝 15g，白芍 15g，防风 10g，狗脊 15g，豨莶草 20g，伸筋草 15g。

连服 14 剂，3 月 16 日复诊，言左下肢凉麻痛已有好转，腰痛亦大为减轻，但劳累或久行后仍感左下肢酸痛。舌红，脉细滑。嘱上方继服 14 剂。

1992 年 4 月 20 日再诊时，其左下肢疼痛及腰痛均有明显改善，凉麻症状也得好转，久行后易感疲劳，口干思饮，舌暗红，脉细弦。病证基本治愈，故取上方配制丸药，以巩固疗效。

【按】本例为一坐骨神经痛，属于中医“痹证”范畴。审证求因，辨证为寒湿侵袭，脉络不通。祝师以其四藤一仙汤加独活、桑寄生、防风、秦艽、豨莶草、伸筋草、狗脊以祛风散寒除湿、通络活血止痛，方药吻合病机，故效不更方，终获痊愈。

（十三）软坚消癥丸

组成：琥珀 30g，制乳香、没药各 15g，穿山甲 30g，皂角刺 30g，龟甲 30g，昆布 60g，夏枯草 60g，乌梅 30g，生薏苡仁 60g，橘核 60g，荔枝核 60g。

制法：诸药共研细末，炼蜜为丸，每丸 10g。

用法：每服 1 丸，日 3 次。

功用：活血化瘀，软坚消癥。

主治：因气滞血瘀，痰湿结聚引起的各种良性肿物或增生。

甲状腺结节或腺瘤者，加生牡蛎、浙贝母；乳腺增生者，加柴胡、枳壳；子宫肌瘤或卵巢囊肿者，加三棱、莪术。

方解：本方由两组药物制成，一组为活血化瘀药物，由乳香、没药、穿山甲、皂角刺、琥珀组成，诸药相合活血行气、化瘀通络。另一组为软坚散结、消癥抗瘤药物，由龟甲、昆布、夏枯草、生薏苡仁、橘核、荔枝核、乌梅等组成。现代药理研究认为，薏苡仁对癌细胞有抑制作用；昆布对甲状腺肿大、甲状腺功能亢进均有治疗作用；三棱、莪术对癌细胞有抑制作用。是以两部分药物相结合而共奏活血化瘀、软坚散结、消除肿瘤之效。

附：病案举例

患者，女，42 岁，1993 年 2 月 18 日初诊。

患者小腹坠胀 4 个月，月经周期 25 天，量少色暗，3 天干净，伴经行腹痛。自 1992 年 10 月始觉小腹坠胀，12 月中旬本院妇科 B 超检查示：子宫 6.8cm × 7.9cm × 7.8cm 大小，回声明显不均，边缘不规则，其间可见多个低回声区，最大为 2.9cm × 2.5cm，提示为多发性子宫肌瘤。患者不愿手术，求治于祝师。

现小腹坠胀，乏力，性急易怒，大便干燥，经少色暗，痛经，舌淡暗，脉弦。

辨证：血瘀气滞，痰凝胞络，结为癥积。

治法：活血行气，软坚消癥。

处方：制乳香、没药各15g，穿山甲30g，皂角刺60g，三棱30g，莪术30g，昆布30g，夏枯草90g，橘核60g，荔枝核60g，柴胡30g，枳壳30g，当归60g，丹参90g，益母草90g，鸡血藤90g，生山楂90g。

诸药共研细末，炼蜜为丸，每丸10g，每饭后服1丸。

药后4月23日复诊，痛经消失，经量增多，小腹坠胀减轻。守方加桂枝30g、刘寄奴30g，再配丸药1料继服。

1993年8月13日三诊，言无自觉症状，1993年7月2日B超复查示：子宫大小同前，仍可见多个低回声区，最大2.5cm×1.9cm，较前变小。嘱守前方再配蜜丸继服，以收全功。

【按】子宫肌瘤属于中医“癥积”范畴。尤在泾云：“积聚之病，非独痰、食、气、血，即风寒外感，亦能成之。然痰、食、气、血非得风寒，未必成积；风寒之邪，不遇痰、食、气、血，亦未必成积。”尽管如此，但本病主要还是以气滞血瘀为要，病变关乎肝、脾二脏为多。祝师依据病情，而以自拟软坚消癥丸加减施治，加柴胡、枳壳疏肝理气；加丹参、当归、益母草、鸡血藤以增乳香、没药、穿山甲、皂角刺、三棱、莪术活血祛瘀之力，从而使瘀祛络通而癥结消。由于癥积非一日能消，故施以丸剂，缓而久图之，必能获效。

（十四）种子金丹（亦名促孕基本方）

组成：广木香30g，当归30g，益母草90g，赤芍50g，川芎30g，菟丝子30g，五味子30g，覆盆子30g，车前子30g，枸杞子30g，韭菜子30g，女贞子30g，蛇床子20g，川断 60g，紫河车 60g，肉苁蓉 60g。

制法：诸药共研细末，炼蜜为丸，每丸 10g。

用法：每服 1 丸，每日 3 次，经期停服。

功用：补肾生精，调气养血。

主治：男女不育症属于肝肾精血亏损，气血不调者。男子精液常规检查可见精子数量减少，活动度低下；妇女可由子宫发育不良、卵巢功能不全或输卵管炎性阻塞而久不受孕。亦能防治妇女产史不良或习惯性流产者。

若因输卵管阻塞而不孕者，去川芎，加羌活、菖蒲、路路通各 30g。

方解：先哲尝云："医之上工，因人无子，语男则主于精，语女则主于血……男以补肾为要，女以调经为先，而又参之以补气行气之说，察其脉络，究其亏盈，审而治之。"（《济阴纲目》）是方组成，即本此旨，以四物汤合五子衍宗丸加减化裁而成。四物汤去地黄加益母草、木香意在行气活血、养血调经；五子衍宗丸加韭菜子、女贞子、蛇床子、川断、紫河车、肉苁蓉意在补肾填精、温肾壮阳，俾肾气充足。胞脉者系于肾，肾气足则精血旺，冲任和调，月事以时下，阴阳合而妊子也。是方从肝肾入手，调气血，养肝肾，益精血，以补为主，补中寓通，动静相宜，生生不息。因此男女皆宜服之，实为一求嗣衍宗之良方。

（十五）摄胎饮（亦名安胎八味方）

组成：黄芩 10g，白术 10g，砂仁 3g，苏叶 5g，白扁豆 15g，川断 10g，桑寄生 10g，菟丝子 10g。

用法：每日 1 剂，水煎服。

功用：健脾和胃，固肾安胎。

主治：妇女妊娠恶阻，恶心呕吐，不思饮食，胎动不安或先兆流产，小腹隐痛，腰酸下坠，胎漏下血者，亦可防治习惯性流产。

恶心呕吐者，加陈皮、竹茹；胎漏下血者，加艾叶炭、阿胶；腹痛者加白芍、炙甘草；习惯性流产者，加黄芪、党参。

方解：《济阴纲目》谓："恶阻恶食，责之脾虚；呕吐，责之有火，所谓'诸逆冲上，皆属于火'。"故方中白术、白扁豆、砂仁、苏叶之用，意在健脾醒脾、和胃理气；配黄芩以清胃热，而达健脾理气、和胃止呕之目的。方中川断、桑寄生、菟丝子之用，实由张锡纯先生寿胎丸去阿胶化裁而来，意在补肾壮腰、固肾安胎。胞脉系于肾，肾气足则腰壮胞脉固而胎安矣。是以本方从脾肾入手，先天后天并治，随症加减，诚不失为一安胎良方。

治嗽四法论

余根据咳嗽诊治规律，曾拟出宣、降、润、收四个治疗法则，适用于咳嗽发展的各个时期，尚感得心应手。

1. 宣法：咳嗽多由外感引起，六淫袭人，风为先导，皮毛先受，是谓表证。皮毛应肺，故多见寒热咳嗽，咽痒咽痛，咳呛频作，痰白不多，舌苔白，脉浮滑。此时当用宣法。宣者，宣解、宣散、宣透也，即以之宣发在表在肺之邪，则肺气畅达，咳嗽遂止。常用自拟宣肺宁嗽汤（钩藤、薄荷、桑叶、菊花、前胡、白前、桔梗、杏仁、桑白皮、炙紫菀、甘草）。胸闷痰多加厚朴、陈皮；咽喉肿痛加金银花、连翘；头身疼痛加荆芥、防风；痰黄加鱼腥草、黄芩。

2. 降法：邪袭肺卫经用宣法多可邪解咳平，但亦有表证除而咳未止，甚至肺胀胸满、咳嗽痰多、气急上涌、咳呛频作、脉弦滑有力者。此时宜用降法，以使上逆之肺气得以清肃下降，常用自拟五子定喘汤（苏子、莱菔子、白芥子、葶苈子、杏仁）加半夏、茯苓、前胡、旋覆花等降气化痰、止咳平喘。若内有停饮、咳喘气逆者，可用苓桂术甘汤之属以温阳化饮、平冲降逆治之。

3. 润法：久咳不已，耗气伤津，燥咳无痰，甚则伤及血络，而见痰带血丝，咽喉干痛，便干尿赤，胸胁刺痛，舌红苔少，脉细数。此时宜用润法，滋肺胃之津液，清肺肝之火热。常用沙参麦冬汤、桑杏汤、清燥救肺汤等随证轻重投之。可加用川贝母、枇杷叶、黛蛤散等润燥化痰之品。若兼乏力神疲、气短不续，是属气阴两伤，我喜欢用张锡纯升陷汤加沙参、麦门冬、五味子、桑白皮、枇杷叶等益气养阴、生津润肺。亦有肝强肺燥、木火刑金之咳嗽气逆、口咽干燥、心烦易怒、胸胁刺痛、舌红、脉弦数者，常用丹栀逍遥散加桑白皮、地骨皮、沙参、麦门冬、枇杷叶等以清金制木、润肺宁嗽。

4. 收法：咳嗽日久，咳而无力，短气不足以息，劳则加剧，伴头晕心悸，腰膝酸软，咳而遗尿，舌淡脉沉细，此肺气亏损，金不生水，而肾气不固，摄纳无权。此时宜用收法，收敛肺肾耗散之真气，纳气归元。常用百合固金汤、麦味地黄丸加生白果、益智仁、诃子肉、乌梅等养肺肾之阴以补敛耗散之气。若虚极欲脱者，可用独参汤以急挽其气。

以上四法，次序先后不可颠倒，但也不能截然分开，有时两法可因病情合用，但有主次之分，贵在掌握病机，以免误治。

诸病不愈 可调脾胃

我在治疗某些慢性病，如眩晕、胸痹、低热、崩漏等疗效不佳时，常从调理脾胃入手，另辟蹊径，而应手取效。

我认为中医的脾胃病不仅包括西医消化系统疾病，也包括其他系统有脾胃损伤的病证。因脾胃之盛衰对肝、心、肺、肾四脏皆有影响，脾胃之气衰败，可以导致其他脏腑之气的衰败。《脾胃论》云："脾胃不足，不同余脏，无定体故也。其治肝、心、肺、肾有余不足，或补或泻，惟益脾胃之药为切。"周慎斋亦云："诸病不已，必寻道脾胃之中，方无一失。何以言之？脾胃一伤，四脏皆无生气，故疾病日多矣。万物从土而生，亦从土而归，治病不愈，寻到脾胃而愈者甚众。"所以，我治疗脾胃与肝、心、肺、肾四脏同病时，常本着异病同治的原则用香砂六君子汤加减化裁，培土兼治四脏。如慢性肝炎患者，症见肝区疼痛，口苦咽干，乏力腹胀，纳差便溏，用本方合逍遥散健脾疏肝，即"见肝之病，知肝传脾，当先实脾"之义。冠心病心绞痛患者，症见胸闷气短、心区隐痛、心悸乏力或脉律不整、嗳气打嗝，用本方加生脉散、柏子仁、丹参、生山楂、菖蒲、郁金等益气养阴、活血止痛，心脾同治。慢性支气管炎患者，症见咳嗽痰多，动则气喘，胸闷少气，大便溏薄，用本方合三子养亲汤或止嗽散加减，健脾益气，化痰止嗽，培土生金。慢性肾炎或尿毒症患者，症见肢体浮肿，头晕耳鸣，纳差呕恶，腰酸尿少，治用本方加大黄、附子或合六味地黄汤化裁，健脾益肾，利水消肿，脾肾合治。

附：病案举例

例 1. 患者，男，77 岁，1979 年 2 月 15 日初诊。

患有慢性咳喘病已 10 余年，每于秋冬季节受凉即发作。近 1 年多来，咳喘时发时止，缠绵不愈。1 周前又因感冒后低热、咳喘加重而住院，胸透检查示“支气管周围炎”。经肌内注射青霉素、口服止咳化痰西药以及超声雾化治疗，病情改善不著，乃邀祝师会诊。

现咳声无力，痰多稀白，动辄气喘，胸闷脘痞，纳差乏力，精神不振，舌体胖大，苔白腻，脉细滑。

辨证：脾虚不运，痰湿阻肺，余邪未尽。

治法：健脾益气，燥湿化痰，宣肺止咳。

处方：广木香 10g，砂仁 3g，党参 10g，白术 10g，茯苓 15g，陈皮 10g，清半夏 10g，炙甘草 6g，炙白前 10g，炙前胡 10g，炒苏子 10g，莱菔子 10g，冬瓜子 15g，鱼腥草 30g。每日 1 剂。

连服 6 剂，体温降至正常，痰量减少，咳喘亦略好转，胸透复查支气管周围炎症消失。守方去鱼腥草加浙贝母 10g、生薏苡仁 15g，再服 12 剂。患者咳痰极少，胸脘舒畅，精神转佳，纳食有味，仍感乏力气短，活动后加重，舌淡苔薄白，脉沉细。前方去木香、砂仁、前胡、白前等，加生黄芪 15g、桔梗 10g、升麻 5g、柴胡 10g，连服月余，咳喘基本控制，能任半日工作。嘱其常服气管炎咳嗽痰喘丸，以杜夙根。

【按】是例系一慢性喘息性支气管炎。年深日久，反复发作，脾肺两虚，母子同病。祝师施以香砂六君子汤合三子养亲汤加减，其用香砂六君子汤益气健脾、培土生金、燥湿化痰，以绝生痰之源。用三子养亲汤加白前、前胡、冬瓜子、鱼腥草等，一可豁痰下气，肃肺平喘；二可宣肺清热，祛除余邪。标本同治，坚持补脾，而病得愈。

例2. 患者，女，23岁，1979年5月10日初诊。

患者于4年前患肝炎，经多方治疗，始终迁延不愈。近1年来，头晕不能自持，周身乏力，动则虚汗淋漓，饮食日减，胸闷胁痛，口苦喜冷饮，手足心热，小腹坠胀，遇冷辄重，大便溏薄，月经量多，挟有血块。当地化验肝功不正常，肝大，肋下约4cm，诊为迁延性肝炎，遂来京诊治。其面白无华，舌淡胖，苔微腻，脉弦大无力。

辨证：中气不足，肝脾失调，湿热未净。

治法：补中益气，调和肝脾，清利湿热。

处方：生黄芪30g，党参15g，白术10g，升麻5g，柴胡10g，陈皮10g，当归10g，白芍10g，黄芩10g，清半夏10g，茵陈20g，生牡蛎30g（后下），合欢皮10g，白蒺藜10g。嘱其带方返回当地服用，通讯治疗。

逾3月患者来信云，服上方30剂后眩晕已除，食量大增，余症悉减。当地医生查肝缩小约2cm，复查肝功能亦明显好转，唯时感胃脘隐痛。复信乃守方去黄芩，加丹参15g、砂仁3g，再进30剂。

【按】本案为迁延性肝炎，是其病久，湿热未净，肝病及脾，由实转虚，而致肝脾同病，虚实并见。脾为后天之本，气血生化之源。今肝病传脾，且脾已虚，中气不足，清阳不升。祝师不仅“当先实脾”，而且治之重在实脾，以补中益气汤为主，配逍遥散加减主之。加茵陈、黄芩取清热利湿、除湿热余邪也；加牡蛎、合欢皮、白蒺藜以合当归、丹参等活血祛瘀、软坚散结，能消肝脾之肿大。此祝师临证用药经验之一。

例3.患者，男，55岁，1992年8月4日初诊。

患者2年前因心肌梗死住院治疗，出院后一直服消心痛、心痛定等西药治疗，但胸闷、心前区疼痛仍反复发作，今年5月又因冠心病心绞痛发作而住院，经西药治疗改善不甚明显，又求治于中医。

现胸闷不舒，心前区隐痛，纳食不甘，食后腹胀，口干嗳气，乏力气短，痰少不易咯出，大便偏干，舌暗红，苔白，脉细弦。血压143/90mmHg。

辨证：脾胃不和，痰湿内阻，心气不足。

治法：健脾和胃，燥湿化痰，养心通脉。

处方：木香10g，砂仁6g（后下），党参10g，白术10g，茯苓10g，半夏10g，陈皮10g，麦门冬10g，五味子10g，丹参30g，菖蒲10g，郁金10g，羌活10g，菊花10g，黄芩10g，炙甘草6g。每日1剂。

连服14剂，8月18日复诊，言胸闷及心前区疼痛明显好转，纳食增加，大便通畅，但仍有进食多则腹胀，多梦易醒，舌暗红，脉细弦。效不更方，守方加厚朴10g、枣仁10g，再服14剂。

9月2日复诊，诉其心区闷痛基本告愈，未再发作心绞痛，精神体力均佳，可从事一般工作。守方配制蜜丸常服，以巩固疗效。

【按】本案为冠心病心绞痛，系脾胃虚弱，运化失职，湿浊内阻，而致心脉失养，气滞不畅，所谓“子病及母”。故祝师从脾胃入手，脾心同治，用香砂六君子汤健脾和胃、燥湿化痰；配麦门冬、五味子而成生脉散以益气养阴、强心养神；加丹参、菖蒲、郁金、羌活、菊花等，既能通阳活血、贯通心脉，又能理气开郁、利窍化浊。是以治不逾月而病瘳。可见东垣先生“治肝、心、肺、肾有余不足，或补或泻，惟益脾胃之药为切”言之不虚也。

高血压用桂附辩

中医治疗高血压病的方法颇多，但还没有发现一种药物或方法可以统治各种类型之高血压。由其体质不同、病因复杂、病机多变，尤其精神因素的影响甚大，故而调整机体阴阳气血之平衡相当重要。据说有的中医治疗高血压时，不敢应用肉桂、附子，认为桂、附等温热药物能升高血压，于病情不利，不知此理论源自何处？

盖古人云：“有是病用是药”。高血压辨证属于肝肾阴虚、肝阳上亢时用温热药固然不宜，但若辨证属阴阳两虚、虚阳上浮者则非投桂附之剂不可，其临床特征是头晕耳鸣、畏寒肢冷、尿频便溏、肢麻浮肿。我曾治一老妪，患高血压有年，血压波动于 180 ～ 200/100 ～ 110mmHg，遍尝滋阴潜阳、平肝息风之剂无效，询其腰酸膝冷，四肢不温，大便溏薄，舌淡胖，脉弦。投桂附地黄汤加怀牛膝、桑寄生、夏枯草、钩藤等阴阳双补，温养命门。服药 1 周后血压即降至 150/90mmHg，足以说明中西医结合不能脱离辨证论治，孰谓治高血压不能用桂附？！

心律失常证治一得

心律失常在脉象上中医称之为结脉、代脉或促脉。现代医生在病历上书写“脉结代”，把二者混为一谈是不对的。结脉是脉缓而有不规则之间歇，代脉是有规律的间歇，促脉是数脉而有不规则的间歇，所以结脉与代脉不能相提并论。结脉、促脉在临床常见，代脉则极为少见。结脉多见于慢性病，促脉多见于热性病。

出现结脉必还伴有其他症状，如胸闷、憋气、心悸、自汗、畏寒、浮肿或者气喘、怕热、咳嗽、胸痛、肢麻，舌质或淡、或暗、或瘀，从而可辨为“阴盛气结”“气虚血瘀”“气滞血瘀”“心阳不振”等不同证候。现在有些中医对心律不齐，不加辨证，统以炙甘草汤作为治疗心律不齐的“特效方”，其实炙甘草汤对于心气不足、心血亏损者效果较好，对于其他类型之心脏病则不适宜。我个人的经验是：气虚血瘀者用补阳还五汤为基本方；气滞血瘀者用血府逐瘀汤为基本方；心阳不振者用真武汤、桂枝加龙骨牡蛎汤为基本方；气血两亏者以炙甘草汤为基本方。可随证加生脉散、柏子仁、桂枝、菖蒲、远志等强心之药。如确系冠心病之心律不齐，有时也用自拟葛红汤为主加减治之。

附：病案举例

患者，男，71 岁，1994 年 7 月 10 日初诊。

患者于 1994 年 5 月经北京协和医院诊为降主动脉夹层血管瘤。其降主动脉有多个大小不一的血管瘤，最大的直径达 5cm，动脉壁厚仅为 1～2mm，随时有破裂之危险，西医根治方法为手术，乃抱一线希望求治于祝师。

现患者咽痒，咳嗽，痰黄，难以咳出，伴胸闷气短，口干乏力，头晕，血压 110/75mmHg，心电图示：窦性心律不齐，房性早搏。舌红苔薄白，脉细弦而结。

辨证：外邪犯肺，肺失宣降。

治法：宣肺疏风，化痰止咳。

处方：钩藤 10g（后下），薄荷 10g（后下），前胡 10g，白前 10g，桔梗 10g 杏仁 10g，紫菀 10g，甘草 6g，桑白皮 10g，枇杷叶 10g，五味子 5g，葛根 10g，丹参 30g。

连服 7 剂，7 月 17 日复诊，咳嗽减轻，痰易咳出，胸闷气短、乏力亦减轻，但咽仍发痒，血压 110/70mmHg。舌偏红，苔薄白，脉仍细弦而结。守上方加仙鹤草 30g，服 14 剂。

7 月 31 日复诊，言诸症缓解，咳嗽减轻，痰少，舌淡红，苔薄白，脉细弦结。辨证属心气不足，心阴失养，血溢脉外。治宜益心气、养心阴、活血止血。方以生脉散加味。

处方：党参 10g，麦门冬 10g，五味子 10g，柏子仁 10g，葛根 10g，丹参 30g，枇杷叶 10g，仙鹤草 10g，生蒲黄 10g（包），鸡血藤 30g，桑白皮 10g，菊花 10g。服 14 剂。

药后患者诸症缓解，而消除血管瘤非一蹴而就，故拟配丸药以长期服用。用上方 3 倍剂量，共研细末，制蜜丸，每丸 10g，每餐后服 1 丸。其后仍以此丸药坚持治疗。1996 年 4 月复查降主动脉夹层血管瘤仅余 1 个。1997 年初复查其血管瘤已完全吸收，仅余假腔。

【按】患者年过七旬，患降主动脉夹层血管瘤多个，病情危险。病者寄望于祝师，以中药救治。祝师本辨证论治之原则，治以益心气、养心阴、活血止血。用生脉散加柏子仁养心安神；加葛根、丹参、鸡血藤以活血养血，与生脉散相合气血两补，且强心通脉；加仙鹤草、蒲黄以止血，并助生脉散以强心扶正；加桑白皮、枇杷叶、菊花清肺余邪，化痰止咳，金静而火得水济，是以病见转危为安。是案就脉证而言，细弦而结，其心律不齐是属心之气阴两虚所致，兼之血管瘤，故祝师择生脉散加活血养血止血药而收功，足见辨证论治之神功也。

对患者来者不拒　一切奉献给人民

祝师一生辛勤耕耘六十余载，心里始终装着人民，一切为了患者，他曾于 1982 年 7 月一次工作会议上说："我今年已是六十八岁，望七十的人了。行政工作、医务工作、社会活动，每天上午、下午、晚上就和走马灯一样，当然深感疲倦。但是想到周总理生前对我的嘱托：你们做医生的对患者能够做到来者不拒就不错了。以及患者对我殷切的期望，我又振奋起来。我在门诊工作中是来者不拒的；参加政协会议和民主党派会议时，在休息厅里也是来者不拒；甚至出外讲学或开会，在火车上有人求诊，我仍然是来者不拒。习惯上大年初一是忌讳看病的，然而每年初一都有人求诊，我也是来者不拒。七三年（1973 年——编者注）我因疝气手术住院，躺在病床上，仍然有人找我来看病，我一概来者不拒。

我总认为，我的年岁日益增长，而为人民服务的日子就日益减少，所以我有生之年，尽我一切力量，要为人民多做一些工作。我深感能力有限，距离党和人民对我的要求还差得很远，但我仍要不遗余力，坚持走中西医结合道路，把自己的一切奉献给人民。”

他是这样说的，也是这样做的。他牢记周总理的教诲，实践着总理的嘱托，是一位深受广大患者爱戴的好医生、好专家。他德高望重，为后人树立了一代大医的风范，是我们学习的榜样。

祝谌予教授年谱

1914年11月30日　出生于北京市打磨厂板井胡同1号。

1925—1928年　北京育英小学读书。

1928—1933年　北京汇文中学读书。

1933年9月　因母亲重病不治，不幸而逝，乃矢志学医。高中毕业，即拜师于施今墨先生门下，成为开门弟子，传承施学，整理施氏药对。

1937年　“七七事变”后，随施先生迁居天津，并开始独立挂牌行医。

1939年　东渡日本，在金泽医科大学医学专门部系统学习西医。

1940年　整理施先生的医案出版，名曰《祝选施今墨医案》。

1943年　金泽医科大学毕业回国，于北京北池子文书馆悬壶济世。

1946—1947年　继续在北京开业，并任交通部第八区公路局医务室主任。

1947年　应罗英邀请，举家迁徙西南边陲昆明，任第四公路局医务室主任。

1949—1953年　云南和平解放后，任公路总局第三施工局医务室主任。

1953—1955年　在昆明任公路总局第三施工局工地医院院长。

1955年　周恩来总理三下调令，调祝氏回京。

1956年　奉调回京后，出任中医研究院全国第一期西医学习中医班专职教师。

1957年　出任北京中医学院（现北京中医药大学）第一任教务长、兼《金匮》教研室主任。经周总理亲自过问，在卫生部副部长郭子化主持下，会同上海中医学院、广州中医学院、成都中医学院的教务长，共同制定出一套前所未有的中医教学体系，包括教学计划、教学大纲、课程设置、教材编写等内容。

1957年9月　加入中国农工民主党，任中央委员、北京市委副主任委员。

1962年　参加社会主义学院学习一年。

1966年　“文化大革命”期间下放到河南省镇平县巡回医疗。

1971年　借调到中国医学科学院，任西医学习中医班教师。

1975 年　调任北京协和医院中医科主任，主要从事中医临床科研及带教工作，第一个在综合医院中医科创立“糖尿病专科门诊”，为中医治疗糖尿病积累了经验，提出活血化瘀法治疗糖尿病的见解。

1977 年　荣获中国医学科学院先进工作者称号。任第五届北京市政协委员。

1978 年、1979 年　连续两年被评为中国医学科学院和北京协和医院先进工作者。

1980 年　任中华中医学会理事、中国中西医结合研究会副理事长，任第五届中国农工民主党北京市委副主任委员。

1982 年　北京协和医院授予中医教授，出版了《施今墨临床经验集》。

1983 年　任第六届全国政协委员，第九届中国农工民主党中央委员会委员。

1984 年　任第六届中国农工民主党北京市委副主任委员。

1985 年　光荣加入中国共产党，实现了多年夙愿。

1986 年　支持门生薛钜夫面向农村开办“顺义国医院”，为农民找名中医看病搭建桥梁。

1988 年　任第七届北京市政协副主席，任第七届全国政协委员，任第七届中国农工民主党北京市委主任委员，任第十届中国农工民主党中央委员会委员。

1990 年　荣获“从事教育工作三十年”奖章。

1991 年　荣获国务院颁发“有特殊贡献证书”及全国名老中医政府特殊津贴。

1992 年　任第八届中国农工民主党北京市委主任委员，

任第十一届中国农工民主党中央委员会咨监委员会常委。

1993 年　任第八届北京市政协副主席。

1993 年　荣获中国医学科学院、协和医院“名医”称号。

1994—1999 年　荣任中国农工民主党北京市委员会名誉主任委员。

1999 年 8 月 12 日逝世，享年 85 岁。